Nicolai Worm

GLÜCKLICH UND SCHLANK.

Mit viel Eiweiß und dem richtigen Fett.
Die LOGI-Methode in Theorie und Küche.

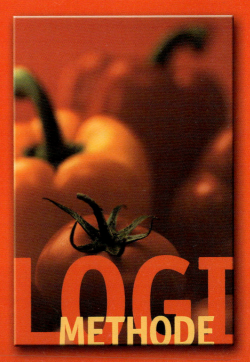

Ernährungsrevolution.
Die Welt wird immer runder	7
Fehler im System	8
Der Ernährungs-Gau	8
Einfach besser essen – die LOGI-Methode	9

Zurück zu den Wurzeln.
Ein Blick in die Entwicklungsgeschichte	12
Der Mensch ist an Getreide schlecht adaptiert	13
Leben gegen die Gene	14
Bewegungsmangel nicht vorgesehen	15
Artgerechte Ernährung – nicht nur für die Tiere	16

Das amerikanische Paradoxon.
Die Kohlenhydrat-Falle	18
Es geht auch ohne Kohlenhydrate	20
Moderne Kohlenhydratmast	21
Speicherhormon Insulin	22
Kohlenhydrate machen hungrig!	23
Gefährliches Chaos im Stoffwechsel	24

Der GLYX ist nur die halbe Wahrheit.
Low-Carb – die neue Fitnesswelle	25
Es tut sich auch schon was	26
Gute und schlechte Kohlenhydrate	29
Die Glykämische Last	30
Fünf am Tag	34
Lösliche Ballaststoffe	35
Vorsicht Fruchtzucker	37

Fitmacher: Eiweiß und Fett
Die Fitmacher – Eiweiß und Fett	39
Gute Sättigung	40
Eiweiß stärkt die Knochen	41
Gesunde Nieren	43
Viel Eiweiß ist nicht toxisch	43
Kein Gichtrisiko	44
Fett kann die Blutfette verbessern	44
Richtiges Fett macht fit	46
Omega-3 und Omega-6	48
Fleischfett ist gesund	50
Richtige Trennkost	51

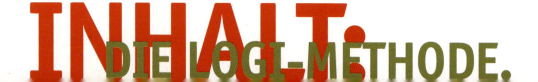

Gesund und schlank mit der LOGI-Methode.

Gesund und schlank mit der LOGI-Methode	53
Die LOGI-Pyramide	53
Alles Atkins, oder was?	54
Also doch nach dem GLYX essen?	55

Die 4 Prinzipien der LOGI-Methode.

Mit LOGI fit und schlank	56
1 Prinzip – Massig essenzielle Nährstoffe	57
2 Prinzip – Viele Sattmacher	60
3 Prinzip – Wenig Hungermacher	61
4 Prinzip – Viele Energy-Booster	62
LOGIsch besser leben – vier Testemonials	64

Erfolgreich abnehmen. Es klappt.

Jeder kann abnehmen – zumindest kurzfristig.	68
Das Gewicht wird verteidigt	69
Auch fettarm floppt	70
LOGI trickst den Körper aus	71
Schritt für Schritt – Abnehmen ohne Gegenwehr	72

Sich regen bringt Segen.

Sich regen bringt Segen	85
Fitness senkt Risikofaktoren	86
Sport verhindert Substanzverlust	86
Bewegung schafft Lebensfreude	87
Bewegung verhindert Zunehmen	87
Welche körperliche Aktivität ist geeignet?	88
Wie häufig Sport?	89
Aller Anfang ist schwer.	89

Praxistipps. LOGI im täglichen Leben.

LOGI für alle	90
LOGI-Rezepte sorgen für Abwechslung	92
Essen nach LOGI – auch unterwegs	97
Sündigen ist verzeihlich	97

Rezepte.

Guten Start in den Tag – Frühstücksideen für 1 Person	100
Lunchpakete und Büromahlzeiten – Rezepte zum Mitnehmen für 1 Person	110
Gerichte für Vier – Herzhafte Hauptgerichte für 4 Personen	122
Schnelle Abendmahlzeiten – Leichte Gerichte zur Nacht für 2 Personen	148
Bibliografie – Die Fußnoten	169
Register: Die Rezepte	174
Impressum	176

Er wiegte seinen Kopf hin und her. »Da ist wohl nichts mehr zu machen« murmelte Hans Walz, mein eigentlich so genialer Änderungsschneider. Er hatte mich soeben in Taille, Hüfte und Popo exakt vermessen und den Hosenbund zwischen Daumen und Zeigefinger straff zusammengefaltet.

Zweimal bereits hatte er in den letzten zwei Jahren diesen und einige andere Lieblingsanzüge enger machen müssen. »Wenn ich jetzt noch etwas wegnehme, leidet die ganze Facon. Das sieht nicht gut aus«. Schließlich hat auch er einen Ruf zu verlieren. Seine Sorge war aber nicht die meine. Ich konnte mir durchaus schlechtere Neuigkeiten vorstellen. Und so versuchte ich erst gar nicht, mein befriedigtes Lächeln zu verbergen. »Neue Anzüge müssen her! Diese Geldausgabe wird mir jedenfalls eine besondere Freude sein«, dachte ich bei mir.

Es ist tatsächlich passiert. Ich habe abgenommen. Seit gut drei Jahren schon schmelzen meine Speckpölsterchen Gramm für Gramm. Wie viel insgesamt, das kann ich beim besten Willen nicht sagen – stelle ich mich doch seit Jahren nicht mehr auf eine Waage. Das Risiko für prompt einsetzende Depressionen und Verhaltensstörungen war mir immer zu hoch. Nur an meinen Klamotten merkte ich es immer deutlicher. Und irgendwann hat dann auch meine Umwelt die äußerliche Veränderung wahrgenommen und mitgeteilt.

Etwa vor drei Jahren begann ich meine Ernährung umzustellen. Zuerst noch etwas zögerlich, später konsequent. Seitdem habe nicht einen Tag gehungert, nie gedarbt, nie gelitten, nicht auf eine einzige Mahlzeit verzichtet, wenn wirklich mal betörender Appetit oder blanker Hunger zuschlugen. Zunächst hatte ich vom Abnehmen wenig gemerkt. Erst nach einigen Monaten stutze ich, als nicht nur eine sondern immer mehr Hosen spürbar lockerer um die Hüften saßen. Aber ich wollte nichts davon wissen. »Nicht darüber nachdenken, nicht zu früh freuen« wiegelte ich immer ab. Zu oft hatte ich in meinem Leben den Jojo-Effekt schon kennen gelernt. Erst als nach einem Jahr die Hosen nur noch mit Gürtel unter starker Faltenbildung am Bund zu bändigen waren und die Sakkos wie vom älteren Bruder um den Leib schlackerten, fasste ich den Mut an endgültige Fakten zu glauben und den Eingriff beim Schneider zu wagen. Was war geschehen? Es begann mit den Recherchen zu meinem Buch »Syndrom X oder ein Mammut auf den Teller!«. Man ist ja als Experte gegen Erkenntnisse der Wissenschaft nicht immun. Da färbt schnell etwas auf das eigene Verhalten ab. Ich hatte also Hunderte wissenschaftlicher Studien zur natürlichen, artgerechten Ernährung des Menschen studiert. Dabei waren einerseits die Forschungen der Archäologen zur Ur-Ernährung des Menschen und andererseits die Auswertung der Ernährungsgewohnheiten von neuzeitlichen Jäger- und Sammlervölkern von herausragendem Interesse. Darüber hinaus hatte ich eine Reihe moderner Stoffwechselexperimente am Menschen ausfindig gemacht, die verschiedene Teilaspekte der physiologischen Auswirkung einer Umstellung auf Steinzeit-Diät überprüft hatten. Alle drei Forschungsrichtungen deuteten damals schon übereinstimmend darauf hin, dass eine kohlenhydratarme, eiweiß-, fett-, grünzeug- und ballaststoffreiche Kost das sein muss, woran die Menschheit immer noch am besten adaptiert ist, und deshalb besonders gesund sein muss.

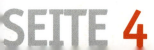

Mit dem Einhalten einer modernen »Steinzeit-Diät« hatte ich in erster Linie meinen durchaus nicht optimal funktionierenden Stoffwechsel – also meine Gesundheit – im Sinn. Die ersten spürbaren Veränderungen waren zunächst ein allgemein besseres Wohlbefinden und überraschenderweise war das »Mittagskoma« nach dem Essen, das mich ein Leben lang gepeinigt hatte, wie weggeblasen. Aber Abnehmen? Das Thema war für mich durch. Abgesehen davon hatte ich in zwei Büchern dargelegt, das man keine große Chance hat, dauerhaft abzunehmen, wenn man einmal sein Übergewicht etabliert hatte. Und vor Risiken und Nebenwirkungen durch Abnehmen hatte ich überdies gewarnt. »Nie wieder Diät« und »Diätlos glücklich« lautete damals mein Motto, um wenigstens nicht weiter zuzunehmen.

Ein paar Monate nach Erscheinen des »Mammut«-Buchs veröffentlichte Prof. Dr.med. David Ludwig, Endokrinologe an der Harvard-Universitätsklinik in Boston (USA) einen Fachaufsatz, in dem er den erfolgreichen Einsatz einer alternativen Kostform bei übergewichtigen Jugendlichen beschrieb. Darin stellte er auch eine alternative Ernährungspyramide vor, die er zu Beratungszwecken in seiner Übergewichts-Ambulanz einsetzte: Die LOGI-Pyramide. Als ich die das erste Mal betrachtete, stockte mir der Atem: Diese Ernährungspyramide entsprach doch exakt den Empfehlungen, die ich nach bestem Wissen und Gewissen in meinem letzten Kapitel des »Mammut«-Buchs mühsam mit Worten beschrieben hatte. Ich wusste ja, dass meine Empfehlungen die herkömmliche Ernährungspyramide quasi auf den Kopf stellten – aber diese Empfehlung kam nun aus der Harvard-Universitätsklink! Ich nahm sofort Kontakt zu Prof. Ludwig auf und holte mir sein Placet ein, die LOGI-Pyramide im deutschen Sprachraum verbreiten zu dürfen.

In den letzten Jahren sind dann reihenweise Studien in führenden medizinischen Fachjournalen veröffentlicht worden, die für kohlenhydratreduzierte Kostformen à la »Steinzeit« eine besonders effektive Gewichtsabnahmen belegten. Die Low-Carb-Welle hat nun das medizinische Establishment erreicht. Somit war mir klar, dass meine eigene Gewichtsabnahme und die deutliche Verbesserung verschiedener Blutwerte nicht Zufall, sondern normale Folgen diese Ernährungsumstellung waren.

Ich habe zwischenzeitlich in hunderten Vorträgen vor Ärzten die LOGI-Methode und die LOGI-Pyramide vorgestellt. Viele Ärzte haben schon in heroischen Selbstversuchen die Auswirkungen am eigenen Leib getestet, als besonders praktikabel und wirksam erkannt und ihren Patienten zu einer entsprechenden Ernährungsumstellung geraten. Ein paar Stimmen und Erfahrungsberichte finden sich in diesem Buch auf Seite 64. Allerdings erreichten mich auch viele Schreiben mit Fragen nach dem Motto »Was soll ich denn wirklich essen?«. Immer wieder wurde ich dazu ermuntert, ein Buch zur verfassen, in dem die theoretische Basis für Laien knapp und verständlich dargestellt wird, aber andererseits auch Tipps für den Praxisalltag mit konkreten Kochrezepten enthalten sind.

Nun liegt ein solches Buch vor. Ich wünsche mir, dass vielen Menschen mit dieser Ernährungsumstellung ähnlich viel Lebensfreude zuteil wird wie mir.

Nicolai Worm

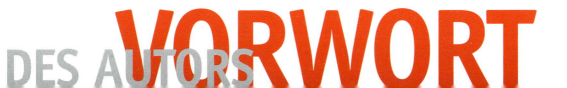

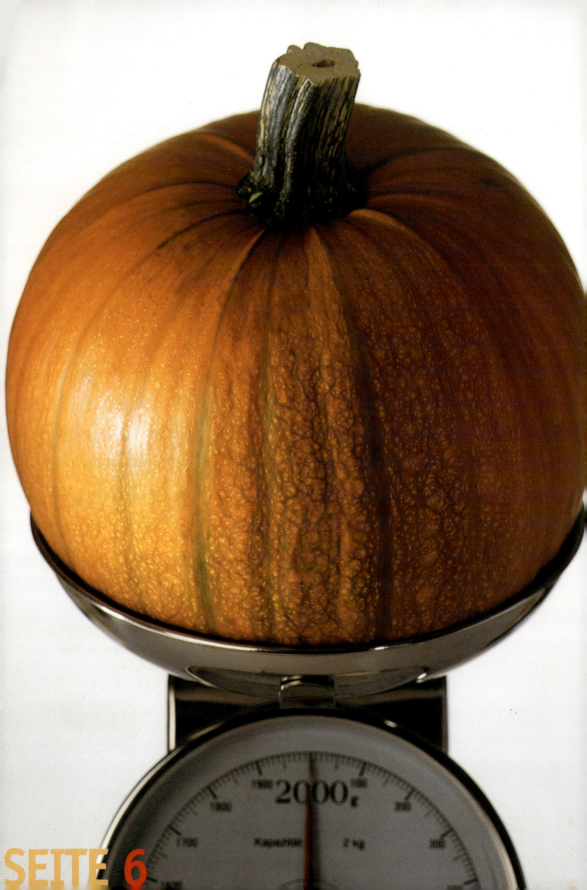

Die Welt wird immer runder. Die Menschen werden immer dicker. Schlanke Erwachsene sind heutzutage schon seltene Exemplare, mollige die Regel und richtig dicke ganz alltägliche Erscheinungen.[1] Und das in einer Zeit, da die ganze Welt vom Schlankheits- und Fitnesswahn besessen scheint. Was läuft schief?

Ob schlank oder dick, wird zu einem kleinen Teil durch die Erbanlagen festgelegt. Aber letztendlich entscheidet die selbst gewählte Lebens- und Ernährungsweise, ob und wie stark die Erbanlagen zum Tragen kommen. Klar ist: Der Körper legt nur dann Fettdepots als Energiereserve für magere Zeiten an, wenn mehr Kalorien zugeführt als verbraucht werden! Theoretisch hat jeder ähnlich gute Chancen, etwas aus seinem Körper zu machen. Ihn durch gute Ernährung und regelmäßige körperliche Aktivität in Form zu halten. Doch das gelingt immer weniger Menschen.

Die Ursachen sind hausgemacht: Wir haben uns im Laufe der letzen Jahrhunderte eine Umwelt geschaffen, in der wir immer weniger Energie verbrauchen. Das, was wir als Fortschritt und hohe Lebensqualität bezeichnen, macht uns dicke Probleme. Die Wenigsten gehen heute noch einer körperlich betonten Arbeit nach. Die Maloche moderner Arbeiter besteht im Bedienen der Maus oder Tastendrücken am Computer. Selbst die Hausarbeit erfordert dank modernster technischer und chemischer Helfer kaum noch Körpereinsatz. Die umso reichlicher bemessene Freizeit wird dann mit Fernsehen und Surfen im Internet ausgefüllt.[2,3] Das bequeme Leben ist ja so schön und erstrebenswert. Klar, wer figurbewusst ist, treibt so oft wie möglich Sport. Doch Fitnessstudio, Sportclub, Tennis oder Golf verlangen hohe Mitgliedsbeiträge. Und diese Freizeitsportarten sind zeitaufwändig – Grund für viele, nicht mehr als ein bis zwei Trainingseinheiten pro Woche zu absolvieren.

Obendrein essen wir mehr als nötig. Und das Falsche. Denn trotz wachsenden Gesundheitsbewusstseins soll gesunde Ernährung unkompliziert sein und günstig: Daraus resultiert eine stetig wachsende Vorliebe für Nahrungsmittel, die schnell und mit geringem Aufwand und Wissen zuzubereiten sind – Instant und Convenience machen das Kochen überflüssig.

Da vor allem Getreideprodukte und die daraus gewonnenen pflanzlichen Fette immer kostengünstiger zu produzieren sind, besteht die moderne Ernährungsweise vor allem aus hohen Anteilen von Zucker, Weißmehl bzw. Stärke und zugesetztem Fett. Sie liefert eine sehr hohe Energiedichte.[4] Was nichts anderes bedeutet, als dass sie verhältnismäßig viele Kalorien pro Volumeneinheit Nahrung aufweist. Viel mehr als die meisten natürlichen Nahrungsmittel: Sie machen uns fett und krank. Denn auch ihr Anteil wertvoller Vitalstoffe wie Vitamine, Mineralstoffe, sekundäre Pflanzenstoffe und Ballaststoffe ist oft verschwindend gering.

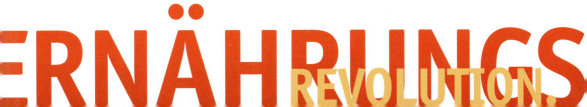

Es ist offensichtlich, dass wir mit einem ökonomischen Paradox leben: Nennenswerter Energieverbrauch kostet extra Zeit und extra Geld, während die lebenserhaltende Energie- bzw. Kalorienaufnahme durch Essen weder Zeit noch nennenswert viel Geld kostet. Gegen diese widrigen Umweltbedingungen ist mit unseren Steinzeit-Genen kaum anzukommen: Wir haben in Millionen Jahren der Evolution ein Gen-Programm entwickelt, das wirtschaftlich goldene Zeiten zu nutzen weiß, um möglich viel von gebotenem Überschuss für schlechte Zeiten zu bunkern. So gesehen sind dicke Bäuche ein Ausdruck unseres grandiosen Fortschritts und sinnvollen Wirtschaftens.

Fehler im System. Aber dicke Bäuche sind alles andere als erstrebenswert – vor allem aus gesundheitlichen Gründen.

Um die epidemische Verbreitung von Übergewicht und Fettleibigkeit zu stoppen, suchen Wissenschaftler in aller Welt nunmehr schon seit Jahrzehnten nach einer Lösung. Nach einer Zauberformel, mit deren Hilfe die Übergewichtigen nicht noch weiter zunehmen. Nach einem Patentrezept, gesund und schlank alt zu werden. Dabei kristallisiert sich immer mehr heraus, dass die Ernährungsempfehlungen der letzten 40 Jahre vielleicht völlig falsch waren: So lange schon verbreiten Ernährungsexperten das Dogma, dass fettreiche Kost ursächlich für die zunehmende Zahl Übergewichtiger in der Bevölkerung verantwortlich ist.[5] Kohlenhydrate hingegen halten angeblich schlank und auch fit.[6] Von dieser fest gefügten Sichtweise einer gesunden Ernährung überzeugt, empfehlen die Experten, bis zu 60, manche sogar bis zu 70 Prozent der Kalorien in Form von Kohlenhydraten zu verzehren.[7] Das solle sogar helfen, Zivilisationskrankheiten vorzubeugen.

Die Argumente, mit denen diese Wissenschaftler ihre These untermauern, klingen plausibel. Sie konnten allerdings nie wissenschaftlich belegt werden!

Eine in den 90er Jahren entwickelte, anschauliche Ernährungspyramide hat dazu beigetragen, diese Empfehlungen in allen Winkeln der Welt bekannt zu machen. Ihre Botschaft ist klar: Zurückhaltung beim Konsum tierischer Nahrungsmittel wie Fleisch, Geflügel, Fisch und Eier. Satt essen an den vermeintlichen Schlankmachern, den kohlenhydratreichen Getreideprodukten, Kartoffeln und Reis.

Der Ernährungs-GAU. Mittlerweile fürchtet sich alle Welt vor Braten und Speck, Sahne, Butter und Käse.

Stattdessen essen Millionen Menschen große Mengen Müsli, Brot, Kartoffeln, Reis und Zucker. Und aus allem macht man Baguette und Brezeln, Cola und Cookies, Pizza und Pommes. Raffinierte Kohlenhydrate und Stärke satt. Doch jetzt werden Warnungen laut: Es scheint, als hätte uns ausgerechnet die Kohlenhydratvöllerei den Zivilisationsleiden noch näher gebracht!

ERNÄHRUNGS REVOLUTION.

Denn obwohl wir wie geheißen immer mehr Kohlenhydrate essen, steigt die Zahl der Fettleibigen stetig und unaufhaltsam an. Und in Folge der Gewichtszunahme erkranken immer mehr Menschen an Störungen des Zucker- und Insulinhaushalts. Im Laufe der Zeit entwickelt sich daraus Diabetes mellitus – die »Zuckerkrankheit«.[4,8] Bis vor wenigen Jahren erkrankten daran vor allem Menschen, die älter als 50 Jahre waren. Heute entwickeln immer mehr Jugendliche schon mit 14, 15 oder 16 diesen so genannten »Altersdiabetes«.[3]

Aktuelle Studien identifizieren den üppigen Kohlenhydratverzehr als eine der wichtigsten Ursachen für diese Stoffwechselentgleisung. Und es wird immer klarer, dass die als gesund gepriesene Kohlenhydratmast auch das Risiko für Herzinfarkt, Schlaganfall und bestimmte Krebsformen erhöht.[9,10] Dabei spielt es keine Rolle, ob sie in Form komplexer Stärke, wie in Brot oder Nudeln, oder als einfache Kohlenhydrate, also in Form von Zucker, daher kommen.

Das amerikanische Landwirtschafts- und Ernährungsministerium hat darauf reagiert: Im Januar 2003 verkündete es – für viele völlig unerwartet, dass es an einer neuen Ernährungspyramide arbeitet. Die alte hätte sich aus wissenschaftlicher Sicht als unhaltbar herausgestellt. Es deutet also vieles darauf hin, dass die Verdammung der Fette als Dick- und Krankmacher und die besondere Wertschätzung der Kohlenhydrate als Gesundmacher als eine der größten Fehleinschätzungen in die Geschichte der Ernährungswissenschaft eingehen wird.

Einfach besser essen – die LOGI-Methode. Entsprechend dieser neuesten Erkenntnisse aus der Ernährungsforschung hat die Stoffwechselabteilung der Harvard Universitätsklinik in Boston (USA) eine alternative Ernährungsempfehlung formuliert: Die LOGI-Methode.[11–13]

LOGI steht für »Low Glycemic and Insulinemic Diet«. Was auf Deutsch soviel heißt wie »Ernährungsmethode zur Förderung eines niedrigen Blutzucker- und Insulinwertes«. Im Klartext: die Mahlzeiten nach der LOGI-Methode lassen den Blutzuckerspiegel und die Insulinausschüttung nur in geringem Maße ansteigen.

Die LOGI-Methode erweist sich fast als Umkehrung der bislang gültigen Ernährungsempfehlungen: Auf dem Speiseplan stehen vor allem viel Gemüse, Salate, frische Früchte sowie reichlich eiweißhaltige Nahrung wie Fleisch, Geflügel und Fisch, Milchprodukte und Nüsse sowie Hülsenfrüchte. Ebenfalls von wichtiger Bedeutung sind hochwertige Fette und Öle. Dagegen gibt es Vollkornprodukte – die lange Zeit als Ernährungsbasis empfohlen wurden – bewusst nur in kleinen Portionen. Nicht verboten aber auch nicht empfohlen sind Getreideprodukte aus raffiniertem Mehl (Weißmehl), Kartoffeln und Süßwaren. Je weniger man davon isst, desto besser wirkt sich das auf die Figur und eine lange Gesundheit aus.

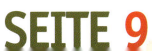

Erwünschte Nebenwirkungen. Die LOGI-Methode ist eine ideale Ernährungsform, um dauerhaft fit und gesund sowie auch schlank zu bleiben. Oder wieder schlanker zu werden! Essen nach LOGI schmeckt und überflüssige (Fett)Pfunde purzeln stetig. Und nicht nur das.

Übergewicht geht sehr häufig mit Risikofaktoren wie einem entgleisten Zucker- und Insulinhaushalt (Insulinresistenz), kritischen Fettstoffwechselwerten und erhöhtem Blutdruck einher. Das Zusammentreffen dieser gesundheitlichen Risikofaktoren bezeichnet man als Metabolisches Syndrom bzw. Syndrom X oder auch »Tödliches Quartett«.[14]

Nach Umstellung auf die kohlenhydratreduzierte LOGI-Ernährung zeigen sich – auch dann, wenn man gar nicht oder nur wenig abnehmen würde – schon sehr bald deren günstige Gesundheitseffekte: stabile und niedrigere Blutzucker- und Insulinspiegel, das heißt eine Minderung der Insulinresistenz, verbesserte Blutfettwerte und ein niedrigerer Blutdruck. Gerade bei massivem Übergewicht motiviert das ungemein, dem neuen Ernährungs- oder Diätkonzept langfristig treu zu bleiben.

Darüber hinaus kann jeder feststellen, dass er weniger Hunger hat, wenn er seine Ernährung von der typischen fettarmen, kohlenhydratliberalen Kost auf eiweißreiches, fettbewusstes, ballaststoffreiches und kohlenhydratarmes Essen umstellt. Appetitattacken – insbesondere auf Kohlenhydrate und Süßes – lassen drastisch nach.

Eine langsame aber stete Gewichtsabnahme ist die Folge. Auch wer das gar nicht vorhat, nimmt mit LOGI ab. Schon eine kleine Gewichtsreduktion ist in den meisten Fällen der erste und wichtigste Schritt zu mehr Lebensqualität. Und jedes Kilo weniger verstärkt und beschleunigt die therapeutischen Bemühungen.

Angst vor dem Jojo-Effekt ist übrigens unbegründet, wenn man diese Ernährung beibehält: Die LOGI-Ernährung kommt den Bedürfnissen des Stoffwechsels voll und ganz entgegen. Der Organismus erhält alle wichtigen Vitalstoffe satt und arbeitet deswegen voller Power. Damit fehlt ernährungsbedingten Erkrankungen die Basis genauso wie Heißhungerattacken und Frustessen.

Die Begründung ist ganz einfach: Die Zusammensetzung der Ernährung nach der LOGI-Methode entspricht weitgehend der unserer Urahnen. Das Ernährungsmuster erkennen unsere Gene sofort und können die Nahrung optimal umsetzen.

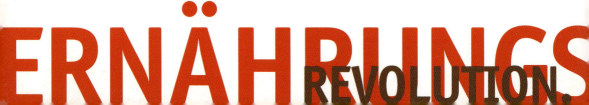

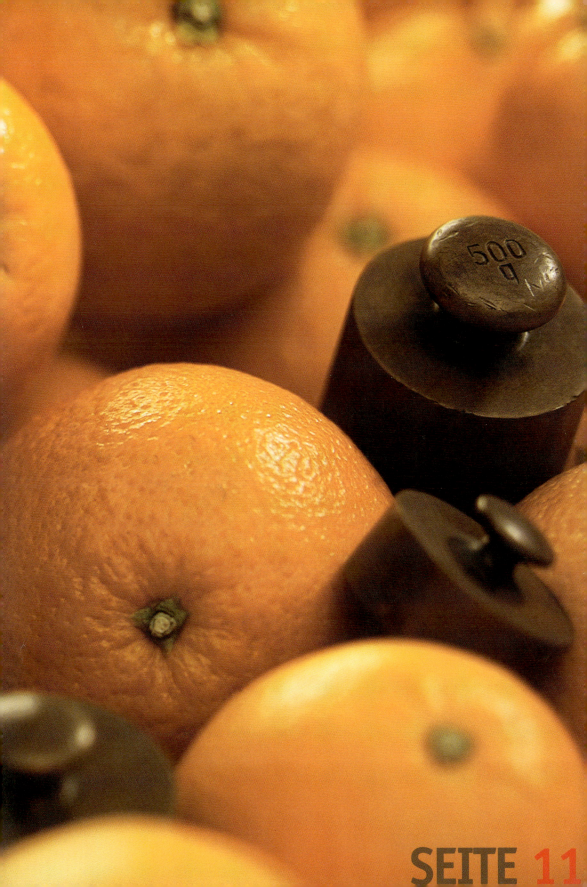

SEITE 11

Ein Blick in die Entwicklungsgeschichte der Menschheit hätte verhindern können, dass Ernährungsexperten alle Welt in den Ernährungs-GAU treiben.[1,2] Denn was für Menschen gesund ist, steht in unseren Genen festgeschrieben. Und unsere Gene haben sich in einem evolutionären Prozess über einen Zeitraum von über einer Milliarde Jahren entwickelt.[3]

Es ist tatsächlich so, dass sich das menschliche Genom seit der Steinzeit so gut wie nicht mehr verändert hat. Aus genetischer Sicht sind wir also immer noch zwischen 30.000 und 40.000 Jahre alt. Radikal gewandelt – und das in rasender Geschwindigkeit – haben sich hingegen die Umweltbedingungen. Wir leben de facto mit Steinzeit-Genen in einer High-Tech-Welt.

Und das mit einem Stoffwechsel wie dem der Jäger und Sammler! Zwei Millionen Jahre oder etwa 120.000 Generationen lang, während sich unsere Entwicklung vom Vormenschen zum anatomisch modernen Homo sapiens vollzog, haben unsere Vorfahren als Jäger und Sammler gelebt. Ernährt haben sie sich vor allem von kleinen und großen Landtieren und später auch von Wassertieren. Daneben gab es je nach klimatischen Bedingungen und Jahreszeit wilde Früchte und Beeren, Wurzeln, wildes Gemüse, Nüsse und gelegentlich auch mal ein paar Samen von wilden Gräsern. Tierische Lebensmittel, vor allem Fleisch in allen Varianten und später auch Fisch und Meeresfrüchte, waren die dominierende Energiequelle. Unsere Vorfahren hatten verinnerlicht, dass Fleisch ein Stück Lebenskraft ist.[4-6]

Erst seit etwa 10.000 Jahren wird Ackerbau betrieben. Seitdem erobern Getreide und damit Kohlenhydrate einen immer höheren Stellenwert in der Ernährung des Menschen. Evolutionär entspricht dies über 99,5 Prozent Jäger- und Sammler-Dasein gegenüber weniger als 0,5 Prozent Ackerbaulebensweise. Das ist viel zu kurz – die kohlenhydratreichen Nahrungsmittel sind für unsere Gene nach dieser Zeit noch immer weitgehend unbekannt.[3] Die Einführung von Getreide in die menschliche Ernährung stellte einen drastischen evolutionären Einschnitt dar. Getreide ist für den Menschen genauso wenig artgerecht wie Tiermehl für Wiederkäuer. Bis heute sind wir die einzigen Primaten, die sich dem Getreideverzehr hingeben. Und weil diese Ernährung nicht artgerecht ist, führt der Getreideverzehr bei manchen Menschen zu gesundheitlichen Beschwerden: Vollkorngetreide enthält eine Reihe von Inhaltsstoffen, die dem menschlichen Stoffwechsel unbekannt sind und das Immunsystem herausfordern können.[7]

ZURÜCK ZU DEN WURZELN.

Der Mensch ist an Getreide schlecht adaptiert! Keine Frage, auch Getreide enthält Nähr- und andere Inhaltsstoffe und zumindest Vollkorngetreide sogar relativ große Mengen einiger wertvoller Vitalstoffe. Aber zur Bedarfsdeckung sind andere Lebensmittel besser geeignet. Denn Getreideprodukte, vor allem die Vollkornvarianten, enthalten hochwirksame Pflanzenstoffe wie Phytate, Alkylresorcinole, Protease-Inhibitoren und Lectine, die im Organismus zu unerwünschten Effekten führen, ja sogar auch gefährlich werden können: Durch Getreidekonsum können spezifische Krankheiten wie zum Beispiel Zöliakie (Sprue) ausgelöst werden.[7]

Selbst die in der Vergangenheit aufgrund ihres hohen Anteils an mehrfach ungesättigten Fettsäuren als äußerst wertvoll gefeierten Öle aus Weizenkeim und Maiskeim bergen nach aktuellem Wissensstand bei übermäßiger Zufuhr mehr Nachteile als Vorteile. Denn sie enthalten vor allem ungesättigte Fettsäuren vom Omega-6-Typ (siehe Seite 45 ff.). Ein zu hoher Konsum dieses Fettsäuretyps kann unerwünschte Nebenwirkungen haben, beispielsweise das Immunsystem hemmen und Entzündungen fördern.

Dass viele Getreide-Inhaltstoffe auch heute noch als antinutritive Bestandteile wirken, also die normalen Körperfunktionen beeinträchtigen, erklärt man damit, dass viele Menschen an Getreide, vor allem in den heute üblichen Verzehrsmengen, genetisch immer noch nicht adaptiert sind. Da Getreide in nennenswerter Menge erst in der jüngsten Phase der Evolution in die Nahrungskette getreten ist, hat sich unser Genprogramm innerhalb dieser evolutionär kurzen Zeit noch nicht weit genug fortentwickelt, um damit adäquat umgehen zu können.

Leben gegen die Gene. Je weiter die Kultivierung von Getreide fortschreitet, desto mehr wertvolle Nahrungsmittel, an die der Mensch genetisch bestens adaptiert ist, werden Stück für Stück aus dem Lebensmittelkorb verdrängt.

Weil wir uns heute an stark denaturierten Getreideprodukten allzeit satt essen können, verzehren wir entsprechend weniger Obst und Gemüse, weniger Nüsse und Pilze, weniger Fleisch und Fisch. Die spezifischen Inhaltsstoffe dieser Nahrungsmittel werden folglich in geringerer Menge zugeführt, als es unsere Gene gewohnt sind. [8,9]

Getreide macht sauer. Das hat zum Beispiel auch dazu beigetragen, dass wir übers Essen mehr säurebildende als basenbildende Substanzen aufnehmen. [9,10]

Laienhaft spricht man von »Übersäuerung«. Tatsächlich gibt es diesen Zustand aber nicht, das kann der Körper nicht, da jede größere Abweichung in alkalischer oder saurer Richtung mit dem Leben nicht vereinbar ist. Bei übermäßiger Säurebelastung behilft sich der Körper erstens durch Abatmen von Säure über die Atemluft und zweitens durch Ausscheidung von Säure über den Harn. Reicht das nicht, kann er Säuren im Blut auch noch durch basische Verbindungen abpuffern. Für dieses Puffersystem benötigt er Calcium, das er sich bei Bedarf aus den Knochen herausholt. Über diesen Zusammenhang steht der ernährungsbedingte Säure-Überschuss in Verdacht, die Gesundheit zu schädigen. Insbesondere begünstigt er wohl die Entwicklung von Osteoporose und Nierensteinen. [10,11]

Oft wird die Säurebelastung auf den Konsum von Fleisch und Fleischwaren sowie Milchprodukten geschoben. Doch wenn man die Säuren- und Basenwirkung der wichtigsten Lebensmittel genauer betrachtet, fällt auf, dass auch die kohlenhydratreichen Getreideprodukte säurebildend wirken. Brauner Reis liefert etwa ebensoviel Säure wie Salami, Haferflocken etwa so viel wie Truthahn, Spaghetti etwa so viel wie Rindfleisch etc. Durch Hartkäse entsteht zwar die höchste Säurebildung, über Milch hingegen kaum nennenswerte. Molkereiche Milchprodukte sind hingegen sogar basenüberschüssig. Es ist aber zu betonen, dass praktisch alle Beeren, Früchte und Gemüse Basenbildner sind. [10,11]

Weil Getreideprodukte und Reis heute mengenmäßig unsere Hauptnahrungsmittel darstellen und ihr Konsum in den letzten Jahren immer weiter zunimmt, muss man sie als Hauptverursacher des Säure-Überschuss im Körper verantwortlich machen. Der wachsende Konsum von Getreideprodukten hat die wichtigen Basenlieferanten Obst und Gemüse immer mehr aus dem täglichen Nahrungsangebot verdrängt. Wohin greift man denn, wenn man zwischendurch, am Arbeitsplatz oder unterwegs vom kleinen Hunger überrascht wird? Zu einer Brezel, einem Stück Pizza oder etwas Süßem – aber seltener zu einem Apfel oder einer Karotte!

ZURÜCK ZU DEN WURZELN.

Getreide-Wahn. Es ist unbegreiflich, dass selbst ernannte »Ernährungspäpste« immer noch propagieren, Getreide und andere stärkereiche Produkte seien die traditionelle Grundnahrung des Menschen.

Es ist mittlerweile erwiesen, dass die Umstellung von der abwechslungsreichen Naturkost auf die eintönige, getreidereiche Kulturkost viele Nachteile mit sich brachte: Mit dem Ackerbau hielten die größten Plagen – Hunger, Mangelerkrankungen und eine entsprechend verkürzte Lebenserwartung – Einzug in die damalige Gesellschaft. Und dieses Gesundheitsrisiko besteht bis heute.

Bewegungsmangel nicht vorgesehen. Wir führen noch einen weiteren Dauerkrieg gegen unsere Gene: Bis in die Neuzeit waren Ernährung und Bewegung immer untrennbar miteinander verknüpft.

Jagen und Sammeln, um zu essen und zu überleben. »Call a pizza« gab es noch nicht. Wer sich nicht täglich auf die Socken machte, hatte nichts zu essen. Es herrschte ein immer währendes Zusammenspiel von Muskelarbeit mit entsprechendem Energie- und Nährstoffverbrauch einerseits und der damit erreichbaren Nahrungs- bzw. Nährstoff- und Energiezufuhr andererseits. Für diese Lebens- und Umweltbedingungen sind unsere spezifischen biochemischen Stoffwechselmechanismen entwickelt. Diese sind in den Genen festgeschrieben. Viele Millionen Jahre unter diesen natürlichen Bedingungen haben folglich ganz bestimmte genetische Ausprägungen als lebenserhaltend selektiert, während andere, weniger sinnvolle oder überflüssige, mit der Zeit »weggemendelt« oder stillgelegt wurden. Wir leben also mit einem Gen-Programm, das nur unter der Bedingung täglicher körperlicher Aktivität optimal funktioniert.[12]

Aber wer wird diesen Anforderungen noch gerecht? Fehlende körperliche Aktivität wohin man blickt, aber genetisch ist das nicht vorgesehen! Unser Körper verfügt über keine neue Software, die speziell auf diese veränderten Bedingungen zugeschnitten ist. Die herrschende Diskordanz – alte Software für die neue Zeit – verursacht somit ständige Störungen im körperlichen Betriebssystem. Stets müssen diverse Hilfsprogramme mitlaufen, um mit den neuen Bedingungen zurechtzukommen, und dabei lassen sich Abstürze im Stoffwechsel kaum vermeiden. Es kann noch ein paar tausend Jahre dauern, bis brauchbare Updates für unser Gene zur Verfügung stehen. Die evolutionäre Einheit – Ernährung durch Bewegung – ist also heute völlig auseinander gerissen. Die prägenden Umweltbedingungen wurden auf den Kopf gestellt. Nun leben wir mit inaktiven Minimuskeln und futtern den ganzen Tag Kohlenhydrate. Die Konsequenzen dieser von uns selbst geschaffenen, menschenfeindlichen Umwelt sind nun weltweit zu bewundern: Ein Milliardenheer übergewichtiger und adipöser Menschen, die früher oder später mit einem Bündel von psychischen und physischen Problemen belastet sind und sich und der Gesellschaft immer mehr Probleme bereiten.

Artgerechte Ernährung – nicht nur für die Tiere. Wenn man sich überlegt, warum Menschen ausgerechnet auf die LOGI-Methode so günstig reagieren, entdeckt man bald einen interessanten Zusammenhang: Diese Nahrungskomposition entspricht tatsächlich weitgehend der Ernährung der Jäger- und Sammlervölker, die bis in jüngste Zeit hinein noch als Nomaden ganz ohne Ackerbau lebten.

In einigen Gebieten der Welt findet man sie immer noch. So gibt des Aborigines-Stämme, die ganz in der Tradition ihrer Vorfahren im australischen Busch leben. Die Ernährungsweise solcher Menschen, die ohne Ackerbau und technische Errungenschaften der Neuzeit quasi unter steinzeitlichen Bedingungen leben, dient als Modell zu Darstellung der Ernährungsweise unserer eigenen archaischen Vorfahren.

Die Ernährung von 229 solcher neuzeitlichen Naturvölker der ganzen Welt ist im Jahr 2000 von Prof. Loren Cordain von der Universität von Colorado (USA) ausgewertet worden. Im Mittel erreicht deren Kost einen Eiweißanteil im Bereich von etwa 20 bis 30 Prozent der Energiezufuhr. Der Fettkonsum liegt im Bereich von 35 bis 45 Prozent, wobei der Anteil einfach ungesättigter Fettsäuren besonders ins Gewicht fällt.[5,8] Ohne Ackerbau keine Zuckerrüben und kein Getreide – und so gab es bei diesen Völkern weder Müsli noch Nudeln, Pizza oder Brot. Daraus resultiert eine Kohlenhydratzufuhr im Bereich von nur etwa 30 bis 35 Prozent der Kalorienzufuhr. Naturgemäß dominieren bei den Naturvölkern stärke- und zuckerarme aber umso ballaststoffreichere pflanzliche Nahrungsmittel.

Die Jäger und Sammler der Gegenwart sind bei dieser Kost bis ins höhere Alter frei von uns wohl bekannten Risikofaktoren wie erhöhten Blutfett- und Blutzuckerkonzentrationen oder Bluthochdruck. Überhaupt sind ihnen die Zivilisationskrankheiten praktisch unbekannt, die für unsere Gesellschaften in den hoch entwickelten Industrienationen typisch sind. Aber wenn solche Naturmenschen ihre Ernährung auf unsere westliche Kohlenhydratmast umstellen, werden sie schnell dick und entwickeln bald all die uns bekannten Stoffwechselstörungen.[3,8]

An der Universität von Sydney hat man untersucht, was passiert, wenn sich Aborigines nach vielen Jahren in der Zivilisation entschließen, zurück zu ihren Stammesgenossen in den Busch zu ziehen. Und siehe da, kaum dass sie ihre Ernährung dort auf ihre gengerechte Urkost umstellten, verloren sie schnell überschüssiges Gewicht. Und auch alle Stoffwechselstörungen gingen zurück. Die Tatsache, dass wir uns in der modernen westlichen Welt genetisch noch nicht von Jägern und Sammler unterscheiden, liefert die Basis der nunmehr ausgerufenen Ernährungsrevolution: Zurück zu den Wurzeln unserer Ernährung. Offenbar sind wir nur an diese Kostform genetisch gut adaptiert!

ZURÜCK ZU DEN WURZELN.

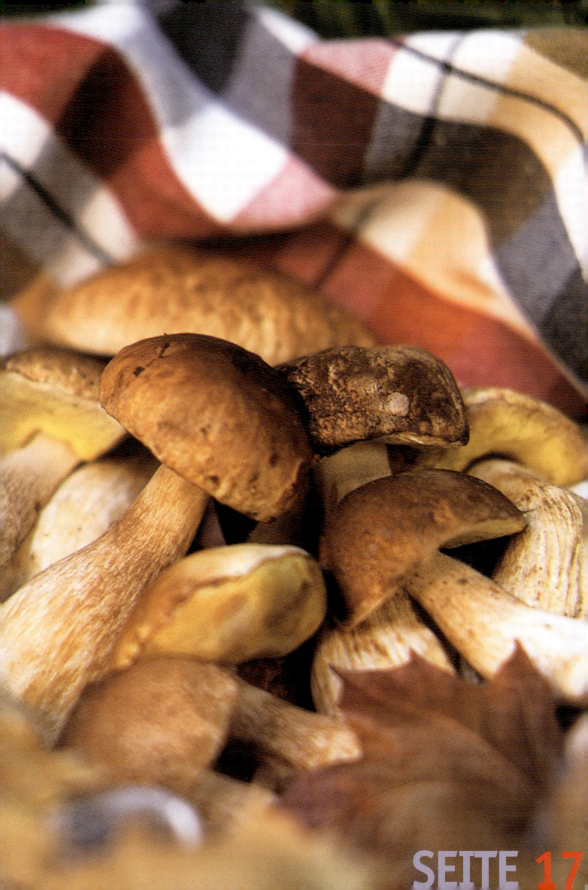

Die Kohlenhydrat-Falle. Wohin unsere gesunde, soll heißen fettreduzierte und kohlenhydratgeschwängerte Diätkultur, führen kann, leben uns die US-Amerikaner in einem Massenexperiment unter ganz alltäglichen Verhältnissen vor: Sie werden trotz eines strikten Fettsparkurses immer dicker!

Zu Anfang der 1950er Jahre lag der Fettverzehr in den USA mit etwa 41 Prozent der Energiezufuhr auf dem absoluten Höhepunkt. Etwa Mitte desselben Jahrzehnts kam die große Fettsparwelle in Schwung. Die Amerikaner sparten in der Nahrung kontinuierlich immer mehr Fett ein – eine unvorhergesehene »light«-Flut kam ins Rollen.

Allein zwischen 1977 und 1987 sank der Fettkonsum um etwa elf Prozent, die Kalorienzufuhr um rund vier Prozent. Inzwischen liegt der Fettanteil in der US-Ernährung bei etwa 34 Prozent. Dafür essen die Amerikaner immer mehr Kohlenhydrate – interessant, dass parallel dazu die Kalorienaufnahme steigt und der Hunger der Amerikaner immer mehr zunimmt. Da konnte es in logischer Konsequenz nicht ausbleiben, dass die Amerikaner trotz des strikten Fettsparkurs immer mehr zunehmen. Der Anteil von Übergewichtigen in der Bevölkerung ist seither um 31 Prozent gestiegen. Am deutlichsten sind Frauen im Alter von 50 bis 59 Jahren betroffen. In dieser Gruppe stieg der Anteil Übergewichtiger um satte 43 Prozent! Dabei sparen ausgerechnet diese Frauen gleichzeitig am stärksten Fett ein. Je »lighter« sie essen, desto fetter werden sie. Dies scheint nach den gängigen Ernährungsregeln ein unerklärliches Phänomen.[1]

Schluss mit »light«. In Deutschland und anderen europäischen Ländern beobachtet man eine ähnliche Entwicklung.

Das Essen wird immer leichter, fettärmer. Doch Kalorien werden summa summarum nicht eingespart, der sinkende Fettanteil in den täglichen Mahlzeiten wird durch entsprechend größere Mengen Kohlenhydrate kompensiert. Und die Menschen werden immer dicker. Da drängt sich die Frage geradezu auf, ob der dramatischen Anstieg von Übergewicht mit der Mehrzufuhr von Kohlenhydraten zusammenhängt.[2-4] In der Tat spricht vieles dafür, dass Kohlenhydrate mit Vorsicht zu genießen sind. Die wissenschaftlichen Untersuchungen häufen sich, die das dick machende Potenzial dieser Energieträger entlarven. Kohlenhydrate verhindern offenbar, dass der Körper sich auf einen – durch geringere Bewegungsaktivität – niedrigeren Energiebedarf einstellen kann.[5] Je mehr Kohlenhydrate man isst, desto mehr Appetit auf Kohlenhydrate, desto mehr Hunger entwickelt man! Und so nimmt man mehr Nahrungsenergie auf als benötigt. Dazu kommt noch, dass eine hohe Kohlenhydratzufuhr auch die Entstehung von Diabetes [6-8] und Herz-Kreislauf-Erkrankungen [9-11] fördern kann. Und es besteht der begründete Verdacht, dass eine hohe Kohlenhydratzufuhr die Entwicklung bestimmter Krebsarten begünstigen kann [12-14]. Die Kohlenhydrate haben heute zweifelsohne eine wichtige Schlüsselfunktion ob schlank oder dick, ob gesund oder krank.

DAS AMERIKANISCHE PARADOXON.

▸▸ Das amerikanische Paradoxon.
nach Heini A., et al. Am. J. Med. 1997; 102:259-64.

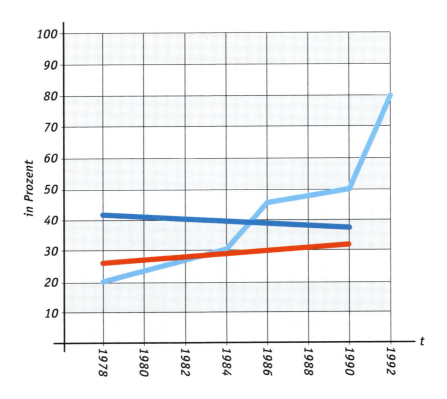

— Konsum von Light-Produkten
— Kalorienanteil des Fettkonsums
— Häufigkeit von Übergewicht

Kohlenhydrate sind Treibstoff. Kohlenhydrate werden durch Verdauungs- und Stoffwechselprozesse so lange ab und umgebaut, bis daraus ein und dasselbe Endprodukt entsteht: Glukose, auch als Traubenzucker bezeichnet.

Das passiert mit allen verdaulichen Kohlenhydraten aus der Nahrung. Mit solchen aus Kartoffeln, Vollkornprodukten, Nudeln genauso wie mit jenen aus Sportlerriegeln, Kuchen, Stärke oder Streuzucker. Ja sogar Milchzucker wird letztlich zu Glukose.

Unser Zentrales Nervensystem, also Hirn- und Nervenzellen, sowie die roten Blutkörperchen sind im Prinzip auf den Treibstoff Glukose angewiesen. Um diese zuckerabhängigen Gewebe ausreichend mit Energie zu versorgen, sind unter normalen Bedingungen etwa 100 Gramm Glukose pro Tag nötig. Wir essen täglich weit mehr als 100 Gramm Kohlenhydrate, diese Versorgung ist also sichergestellt.

Darüber hinaus werden erhebliche Energiemengen benötigt, um die wichtigsten Körperfunktionen wie Atmen, Herzschlag et cetera aufrechterhalten zu können. Und natürlich verbraucht jegliche Art von Bewegung Energie. Je intensiver die Muskeln arbeiten, desto mehr. Da er meist auf große Vorräte zurückgreifen kann, setzt der Organismus Glukose bzw. dessen Speicherform, das Glykogen, als energiereichen Treibstoff ein. Zum Teil aber auch Fett bzw. dessen Bausteine, die Fettsäuren.

Doch die Körperzellen können Energie am schnellsten und effektivsten aus Glukose beziehen. Diese stellt quasi einen Supertreibstoff dar. Die Energiegewinnung aus Fett verläuft langsamer und ist bei körperlicher Aktivität weniger effizient. Deswegen sind intensiv arbeitende Muskelzellen von einer ausreichenden Kohlenhydratversorgung abhängig. Das ist der Hintergrund, warum Leistungssportler so viele Bananen und Nudeln – populäre Kohlenhydratträger – essen! Doch während Sportler auch einen entsprechend hohen Bedarf haben, liegt dies bei Büroangestellten und ähnlichen Berufen extrem niedrig. Trotzdem verzehrt der Durchschnittsbürger Kohlenhydratmengen, als wäre er Profisportler. Selbst bei einer Zufuhrmenge, die dem Bedarf entspricht, speichert der Organismus eine gewisse Menge Kohlenhydrate in Form von Glykogen in den Muskel- und Leberzellen. Diese Kohlenhydratspeicher des Menschen fassen im Schnitt insgesamt etwa 300 bis 400 Gramm.

Es geht auch ohne Kohlenhydrate. Supertreibstoff hin oder her: Wenn dem Organismus über die Nahrung keine Kohlenhydrate zugeführt werden, kann er sich ganz einfach behelfen.

Der Stoffwechsel bildet aus Fettsäuren so genannte Ketonkörper, alternative Treibstoffe, mit denen sogar Hirn- und Nervenzellen befriedigend funktionieren. Zusätzlich stellt er in der Leber Glukose selbst her, indem er dort Eiweißverbindungen in Zucker umwandelt – über die Gluconeogenese. Die auf diese Weise kontinuierlich neu entstehende Glukose sendet er dann über den Blutweg zu allen kohlenhydratabhängigen Geweben.

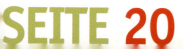

Dieser perfekt funktionierende Kompensationsmechanismus greift immer dann, wenn die Nahrung wenig Kohlenhydrate enthält. Da der Körper offensichtlich gut ohne Kohlenhydrate auskommt, gehören sie nicht zu den essenziellen Nährstoffen. Die Ernährungslehre hat Kohlenhydrate ganz offiziell als nicht lebenswichtig eingestuft. Tatsache ist, dass sie verzichtbar sind: Es gibt keinen Grund, sie regelmäßig und in größeren Mengen zu verzehren. Wir könnten immer und gänzlich auf Kohlenhydrate in der Kost verzichten!

Wie erklärt sich das? Ganz einfach: Millionen Jahre hat der Mensch ohne Brot und Backwaren, Makkaroni, Reis und Roggen gelebt. Kohlenhydrate waren Mangelware, standen die längste Zeit nicht in nennenswerter Menge zu Verfügung. Zugleich war das Leben immer anstrengend. Um unter den harten Bedingungen bestehen zu können, haben sich unsere Vorfahren große, kräftige Muskeln zugelegt. Und obwohl Kohlenhydrate heute als der wichtigste Treibstoff bei körperlicher Aktivität gelten, kamen die Menschen die längste Zeit mit anderen Treibstoffen aus. Die Menschheit hat sich kohlenhydratarm entwickelt und unsere Gene sind daran perfekt adaptiert!

Moderne Kohlenhydratmast. Ganz im Gegensatz dazu steht die moderne Ernährung. Kohlenhydrate sind weltweit zur bedeutendsten Nahrungsquelle geworden. Unsere Hauptnahrung sind vor allem raffinierte, stärkereiche, ballaststoffarme Getreideprodukte, Kartoffeln, Reis und Nudeln. Dazu kommen noch die vielen Süßwaren und gezuckerten Getränke.[15]

Was geschieht mit dieser großen Menge verzehrter Kohlenhydrate? Unsere Muskeln benötigen so große Mengen der Superenergie meist nicht. Die körperliche Aktivität im Alltag ist verschwindend gering. Die energetische Bewältigung der Alltagsbelastungen kann problemlos über die Fettverbrennung gedeckt werden. Fett haben wir reichlich – in der Kost wie am Körper. Werden ständig Kohlenhydrate nachgeschoben, ohne dass entsprechend viele durch anstrengende Muskelarbeit auch wieder verbrannt werden, kann keine Glukose mehr gespeichert werden. Die Speicher sind ja randvoll!

Dann muss sie gleich verbrannt werden – auch ohne anstrengende Muskelarbeit. Das ist an sich kein Problem, bringt allerdings den Stoffwechsel aus dem Takt: Wenn die Glukoseverbrennung die akute Energieversorgung komplett übernimmt, wird die Fettverbrennung entsprechend unterdrückt! Genau darin liegt ein riesiges Problem: Je mehr Kohlenhydrate in der Nahrung, desto weniger Fett verbrennt der Körper. Obendrein wandelt der Körper all die Glukose, die er nicht verbrennen kann, ebenfalls in Fett um. Umso mehr Fett kreist im Blutkreislauf, die Blutfettkonzentrationen steigen – das Gesundheitsrisiko auch! Und die Fettdepots wachsen, wachsen, wachsen.

Speicherhormon Insulin. Kohlenhydrate werden im Verdauungssystem zu Glukose abgebaut und übers Blut auf den Weg durch den Körper geschickt. Von dort werden sie als Treibstoff in die Muskel-, Leber- und Nervenzellen und in die roten Blutkörperchen geschleust. Für diesen Transportvorgang ist das Insulin unerlässlich. Es besitzt eine wichtige Schlüsselfunktion, öffnet den Zuckermolekülen quasi die Tür in die Körperzellen.

Eine gesunde Bauchspeicheldrüse wird immer genügend von diesem Hormon produzieren und bei Bedarf schnell in die Blutbahn schicken, um die Schleusen der Zellen zu öffnen. Je höher der Kohlenhydratverzehr, desto höher auch der Insulinbedarf. Doch der menschliche Stoffwechsel ist für eine lebenslang hohe Kohlenhydrataufnahme nicht programmiert. Bei vielen Menschen ist die Kapazität der Bauchspeicheldrüse durch die andauernde Überproduktion von Insulin mit der Zeit erschöpft: Sie drosselt die Hormonproduktion sukzessive auf ein sehr niedriges Niveau. Der Grundstein für die »Zuckerkrankheit«, Typ-2-Diabetes mellitus, ist gelegt.[5] Und zuckersüßes Blut rächt sich bitter. Es liefert die besten Voraussetzungen, um die Blutgefäße frühzeitig zu ruinieren. Nierenversagen, Blindheit, Amputation, Herzinfarkt, Hirninfarkt und Darmkrebs sind die schlimmsten Auswirkungen, zu denen eine langjährige Erkrankung an Diabetes mellitus führen kann. Inzwischen weiß man, dass sogar ein chronisch leicht erhöhter bzw. hoch normaler Blutzuckerspiegel das Risiko für einen Herz- oder Hirninfarkt um 30 bis 60 Prozent emporschnellen lässt.[16]

Die Bedeutung von Insulin ist aber nicht allein auf die Schlüsselrolle im Glukosestoffwechsel beschränkt. Insulin ist z. B. auch unser wichtigstes Speicherhormon: Wenn die Glukosekonzentration im Blut hoch ist, sorgt Insulin dafür, dass die Fettsäuren, die ebenfalls als Energieträger im Blut kreisen, vermehrt in den Depots eingelagert werden. Und dass keine Fettsäuren aus den Fettzellen und deren Membranen freigesetzt werden, so lange genug Glukose zur Verfügung steht.

Kohlenhydrate machen hungrig! Kohlenhydrate im Überfluss sorgen über kurz oder lang dafür, dass auch die Muskelzellen mehr Fett einlagern. Was wiederum die Wirkung des Insulin-signals an der Zellwand mindert. Der »Schlüssel« Insulin ver-sagt: Es gelingt dem Hormon nicht, die Zellen zu öffnen und Zuckermoleküle einzuschleusen.

Der Blutzuckerspiegel bleibt erhöht, und die Bauchspeicheldrüse produziert noch mehr Insu-lin. Schließlich reagieren die Zellen doch noch auf diese Überschwemmung mit Insulin: Der Blutzuckerspiegel sinkt ab – meistens übermäßig, das heißt unter die physiologisch normale Schwelle. Solch ein Unterzucker löst sofort Appetit und Hunger aus. Der Griff zum Snack erfolgt ganz automatisch und mit großer Wahrscheinlichkeit zu den ach so gesunden Kohlenhydraten – worauf das Blutzucker-Zick-Zack-Spiel von Neuem beginnt. Es werden noch mehr Kalorien zugeführt – mehr, als eigentlich erforderlich, um den Bedarf an Energie zu decken!

Eine kohlenhydratbetonte Kost erhöht also die Wahrscheinlichkeit, mehr zu essen als man braucht und schließlich davon zuzunehmen.[2–4] Vor allem, wenn es sich um Kohlenhydrate mit hohem Glykämischen Index (siehe Seite 26 ff.) handelt. Wer dauerhaft sehr viele Kohlen-hydrate und gleichzeitig wenig Eiweiß mit der Nahrung zuführt, muss sogar nach der nächt-lichen Nahrungskarenz mit einem sehr niedrigen Blutzuckerspiegel am Morgen rechnen. Dadurch hat man gleich zum Frühstück großen Appetit, obwohl doch weder am Tag davor, noch nachts große Energiemengen verbraucht worden sind.

Kohlenhydrate machen krank! Eine hohe Kohlenhydrataufnah-me provoziert aufgrund verschiedener Stoffwechselverände-rungen auch ein erhöhtes Atherosklerose- und Thrombose-Risiko.[10,11] Das Risiko für Herz-Kreislauf-Erkrankungen steigt.

So hat beispielsweise die größte Ernährungs-Langzeitstudie der Welt an der Harvard-Univer-sität gezeigt, dass eine kohlenhydratbetonte Ernährungsweise bei übergewichtigen Frauen das Herzinfarkt-Risiko um fast 100 Prozent erhöht.[9] Andere Studien lassen darüber hinaus ein erhöhtes Darmkrebs- und Pankreaskrebs-Risiko vermuten.[12–14] Es wird immer offensicht-licher: Die heute herrschende Kohlenhydratmast überfordert die genetisch verankerten Regula-tionsmechanismen der Menschen und das kann auf Dauer nicht ohne schwerwiegende Folgen bleiben.

PARADOXON.
DAS AMERIKANISCHE

Gefährliches Chaos im Stoffwechsel. Ein dauerhaft hoher Kohlenhydratkonsum regt die körpereigene Fettsynthese an und erhöht die Konzentration der Blutfette – es sei denn, man ist entsprechend körperlich aktiv! Besonders gesundheitsgefährdend ist dabei der Anstieg einiger Cholesterinarten (VLDL-Cholesterin und IDL-Cholesterin) sowie der Triglyceride und weiterer triglyceridreicher Blutfette (Remnants) zu werten. Zusätzlich wird das »böse« LDL-Cholesterin noch viel gefährlicher, weil es sich bei kohlenhydratreicher, fettarmer Kost in kleinere dichtere LDL-Partikel umwandelt. Vor allem nach dem Essen (postprandial) steigen die Blutfettwerte unter kohlenhydratreicher Kost an. Und ihre Konzentration bleibt den ganzen Tag über auf hohem Niveau, da ein hoher Blutzucker- bzw. Insulinspiegel ihren Abbau hemmt. Eine weitere »böse« Blutfettart, das so genannte Lp(a), steigt ebenfalls an. Gleichzeitig sinkt der Blutspiegel des »guten« HDL-Cholesterins. Diese spezielle Konstellation – hohe Triglycerid- und niedrige HDL-Werte – ist für Herz und Kreislauf äußerst bedenklich.[17]

Wenn die verschiedenen Blutfette so hoch konzentriert vorliegen, aktiviert dies die Blutgerinnung. Dadurch steigt die Thromboseneigung. Die Fähigkeit, solche Gerinnsel aufzulösen, wird hingegen gehemmt. Auch das sind wesentliche Risikofaktoren für Herz-Kreislauf-Erkrankungen. Diese nachteiligen physiologischen Auswirkungen einer stärkereichen Kost sind schon bei gesunden, normalgewichtigen Menschen zu beobachten. Besonders ausgeprägt kommen sie allerdings bei Insulinresistenz zum Tragen, von der die meisten Übergewichtigen bei Bewegungsarmut betroffen sind. Die Situation ist bei ihnen sogar noch verschärft! Ein dauerhafter Anstieg des Blutzuckers und entsprechend eine ständig gesteigerte Ausschüttung von Insulin ist die Folge. Das schraubt die Blutfettwerte weiter nach oben, die Insulinresistenz verschlimmert sich noch. Und je stärker sie ausgeprägt ist, desto schneller dreht sich dieser Teufelskreis.

Low-Carb – die neue Fitnesswelle. Noch rüttelt kaum jemand an der Empfehlung, bis zu 70 Prozent der Kalorien in Form von Kohlenhydraten zu verzehren. Auf die Konsequenzen der bei uns immer noch nachhaltig propagierten Kohlenhydrat-Mast mit ihren ganzen unerfreulichen Nebeneffekten hatten bislang nur Außenseiter und Querdenker aufmerksam gemacht.

In den 70er und 80er Jahren des letzten Jahrhunderts waren es im deutschen Sprachraum vor allem Dr. Wolfgang Lutz aus Salzburg (Österreich) und im englischsprachigen Raum Dr. Robert Atkins (USA), die eine Low Carbohydrate-Ernährung, kurz Low-Carb, forderten. Erst in jüngerer Zeit mehren sich insbesondere aus den USA die Warnhinweise vor einer stark kohlenhydratbetonten Ernährung. Und eine Reihe anerkannter Mediziner und Ernährungswissenschaftler, wie beispielsweise Dr. Mike Eades, Dr. Richard Bernstein oder Prof. Loren Cordain von der University of Colorado, haben entsprechende Fachartikel und Bücher verfasst, die sich inzwischen millionenfach verkauft haben. Dazu kamen und kommen immer mehr Kochbücher, die die Low-Carb-Botschaft praktikabel unter die Leute bringen. Auch sie stehen zur Zeit ganz oben in den Bestseller-Listen der USA. Ihr kommerzieller Erfolg fußt nur auf einem überzeugenden Grund: Millionen Übergewichtigen wurde damit nachhaltig geholfen!

Doch auch diesen jungen und auf exzellenter wissenschaftlicher Basis argumentierenden Autoren begegnen die Vertreter der etablierten Ernährungsmedizin mit harscher Kritik und schroffer Ablehnung. Denn die Low-Carb-These widerspricht quasi diametral der herkömmlichen Ernährungslehre.

Doch die neuen Erkenntnisse werden nicht mehr lange verborgen werden können. In den letzten zwei Jahren ist eine Vielzahl kontrollierter wissenschaftlicher Studien zu kohlenhydratreduzierten, eiweiß- und fettreichen Kostformen in der Ernährung von Übergewichtigen und Stoffwechselkranken durchgeführt und in den führenden medizinischen Fachzeitschriften veröffentlicht worden. Sie wiesen übereinstimmend einen größeren absoluten Gewichtsverlust durch diese Diätform nach. Darüber hinaus zeigen sie, dass bei kohlenhydratreduzierter, eiweißreicher Ernährung die Abnahme von reinem Körperfett maximiert werden kann, hingegen der Verlust an fettfreier Körpermasse, also wertvoller Muskulatur, besonders gering ausfällt. Und die neuen Studien belegen auch, dass beim Austausch von Kohlenhydratträgern gegen eiweiß- und fettreiche Lebensmittel alle relevanten Risikofaktoren verbessert werden können.[1-9]

Low-Carb ist nicht mehr aufzuhalten. Diese neue Fitness-Welle wird binnen kürzester Zeit auch Europa erfassen und Millionen Menschen langfristig helfen.

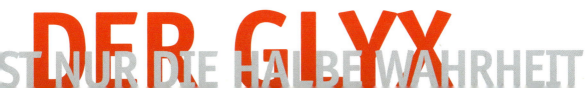

Es tut sich auch schon was. In den letzten Jahren hat man viel vom GLYX gehört. Das ist die populärwissenschaftliche Abkürzung für den englischen Begriff Glycemic Index oder auf Deutsch Glykämischer Index – GI, so die offizielle wissenschaftliche Abkürzung. Er beschreibt die Blutzuckerwirkung von Nahrungsmitteln.

Kohlenhydrate gehen in Abhängigkeit von ihrer chemischen bzw. physikalischen Einbindung in den Nahrungsmitteln unterschiedlich schnell und zu unterschiedlichen Anteilen ins Blut über. Dies wird unter anderem von der Art der vorliegenden Stärke, ihrem Quellzustand, der Art der physikalischen Einbindung der Stärke, aber auch von Ballaststoffgehalt, Zucker-, Fett- und Säuregehalt der Speise beeinflusst.

Die Blutzuckerreaktion ist mit Hilfe des Glykämischen Index standardisiert und inzwischen für über 1.000 Lebensmittel dargestellt.[10] Definiert ist der Glykämische Index als die relative Fläche unter der 2-Stunden-Blutzuckerkurve, die sich durch eine Zufuhrmenge von 50 Gramm Kohlenhydrate aus unterschiedlichen Lebensmitteln ergibt. Als Standard verwendet man 50 Gramm reine Glukose und vergibt hierfür den Glykämischen Index von 100 (Prozent). Es gibt allerdings auch einige Tabellenwerke, die mit dem Weißbrot-Standard arbeiten. Dabei bezieht sich der Glykämische Index von 100 auf die Blutzuckerreaktion von 50 Gramm Kohlenhydraten aus Weißbrot. Da Weißbrot nach dem Glukose-Standard einen Glykämischen Index von 70 hat, ist der Umrechnungsfaktor der Werte vom Glukose- auf den Weißbrot-Standard 1,4. Ein hoher Glykämischer Index bedeutet, dass diese Kohlenhydrate den Blutzuckerspiegel rasch und stark ansteigen lassen und eine hohe Insulinausschüttung auslösen. Kohlenhydrate mit hohem Glykämischen Index »schießen«, solche mit niedrigem Glykämischen Index »tröpfeln« eher ins Blut. Dadurch rufen letztere akut eine etwas schwächere Insulinausschüttung hervor.[11] Allerdings dauert es bei diesen Nahrungsmitteln entsprechend länger, bis alle Kohlenhydrate abgebaut sind. Und wie kann man diese Werte in der Praxis anwenden? Ein Glykämischer Index (Glukose-Standard) von über 70 gilt als hoch, zwischen 55 und 70 als mittel und unter 55 als niedrig. Besonders stoffwechsel- und figurfreundlich sind Lebensmittel mit niedrigem Glykämischen Index, denn dieser steht für einen nur leichten Blutzuckeranstieg. Im allgemeinen haben Produkte auf Basis von stärke- und zuckerreichen, raffinierten Kohlenhydrate einen hohen und Früchte, stärkearme Gemüse und Hülsenfrüchte einen niedrigen Glykämischen Index.

In der GLYX-Diät gelten Kohlenhydratquellen mit hohem Glykämischen Index gemeinhin als schlecht und als Dickmacher, die mit niedrigem als Schlank- und Fitmacher. In den Tabellen auf den Seiten 28 und 36 finden Sie eine Auflistung beliebter Kohlenhydratquellen mit Ihrem Glykämischen Index (und der Glykämischen Last, siehe Seite 30). Gut möglich, dass Sie diese Tabelle in Staunen versetzt. So stehten beispielsweise Kürbis in der Auflistung relativ weit oben, gilt also als Dickmacher – und das obwohl 100 Gramm Kürbis gerade mal 26 Kalorien liefern! Ebenso kurios: Wassermelone mit vergleichbarem Energiegehalt oder Ananas mit 55 Kalorien je 100 Gramm. Alles Dickmacher?

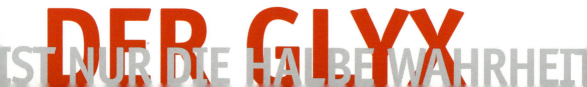

DER GLYX IST NUR DIE HALBE WAHRHEIT

▸▸ Die Blutzuckerreaktion nach der Zufuhr von Kohlenhydraten.

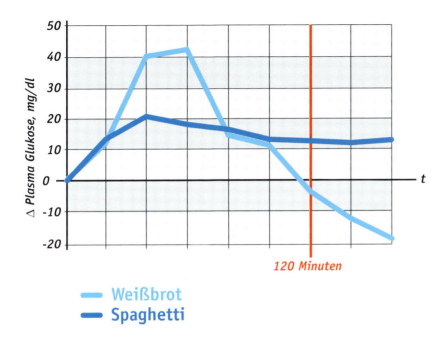

Und im Gegensatz dazu: Sind dann alle Lebensmittel mit niedrigem Glykämischen Index Schlankmacher? Man muss immer bedenken, dass auch Nahrungsmittel mit niedrigem Glykämischen Index Kohlenhydrate enthalten, die während der Verdauung zu Traubenzucker abgebaut werden.

Und manche nicht wenig! Im Unterschied zu den Lebensmitteln mit hohem Glykämischen Index läuft ihr Abbau verzögert ab, was hohe Blutzuckerspitzen vermeidet. Allerdings verursacht der sukzessive Abbau kohlenhydrathaltiger Lebensmittel mit niedrigerem Glykämischen Index eine lang anhaltende Erhöhung des Blutzuckerspiegels. Für die Insulinausschüttung macht dies im Endeffekt keinen Unterschied: Die Bauchspeicheldrüse muss umso länger Insulin ins Blut nachschieben!(12) Denn so oder so gelangen alle Kohlenhydrate, Gramm für Gramm, als Zucker ins Blut. Die verzehrten Kohlenhydrate lösen sich ja nicht in Luft auf, nur weil sie einen niedrigen Glykämischen Index haben!

▶▶ Glykämischer Index (GI) und Glykämische Last (GL) verschiedener Nahrungsmittelgruppen.

Getreideprodukte	GI	GL
Hirse	71	17
Couscous	65	15
Buchweizen	54	11
Rice Crispies Frühstücksflocken	88	77
Cornflakes	84	72
Reiswaffeln	82	66
Weizenflocken	69	57
Mais- (Tortilla-) Chips	73	46
Salzstangen (Weizen)	67	41
Haferflocken	42	32

Reis und Pasta (gekocht)	GI	GL
Arborio-Reis	69	24
Weißer, geschälter Reis	64	23
Basmati-Reis	60	15
Langkorn-Reis	56	15
Makkaroni	47	13
Natur-Reis	55	12
Linguine	46	12
Spaghetti, 15 Min. gekocht	44	12
Parboiled Reis	47	11
Spaghetti, 5 Min. gekocht	38	10
Vollkorn-Spaghetti	37	9

Brot	GI	GL
Roggen-Knäckebrot	65	53
Baguette	95	49
Weißbrot	70	34
Weizen-Vollkornbrot	71	32
Roggen-Vollkornbrot	58	32
Pumpernickel	50	21
Weizen-Tortillas	30	16

Kartoffelprodukte	GI	GL
Kartoffelchips	54	23
Baked potatoe	85	15
Instant-Kartoffelpüree, zub.	85	11
Kartoffel, 15 Min. gekocht	75	11
Pommes Frites	75	15

Gemüse	GI	GL
Pastinakenwurzeln	97	19
Mais, frisch	54	12
Süßkartoffeln	61	11
Yam-Wurzeln	51	11
Rote Bete	64	6
Kürbis	74	4
Karotten	47	4

Hülsenfrüchte	GI	GL
Sojadrink	44	8
Kidney-Bohnen	28	5
Linsen, weiß oder grün	29	3
Rote Linsen	26	3
Sojabohnen	18	1
Erbsen	48	4
Grüne Bohnen	38	8

Süßes	GI	GL
Fruchtbonbons	70	68
Würfelzucker	68	68
Laktose	46	46
Honig	55	39
Snickers	55	32
Twix	44	28
Vollmilchschokolade	43	24
Nutella, M&M's	33	19
Fruktose	19	19
Nugat	32	13

Milchprodukte	GI	GL
Milchspeiseeis	61	14
Joghurt	33	6
Magermilch	32	1
Vollmilch	27	1

Glykämische Last GL = Glykämischer Index GI x Kohlenhydratanteil pro 100 g-Portion

Als Referenz dient Glukose mit einem GI von 100.

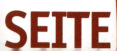

Ist der Insulinspiegel längere Zeit erhöht, hat das zahlreiche Konsequenzen. Indem hohe Insulinspiegel unseren Körper auf Energiespeicherung einstellen, sorgen sie dafür, dass die Energiedepots gefüllt werden – natürlich auch die Fettzellen. Deswegen geht man davon aus, dass sowohl die Qualität (GLYX) aber selbstverständlich auch die Menge der Kohlenhydratzufuhr einen direkten Einfluss auf dick oder schlank haben. Weiterhin stimuliert Insulin allgemein die Produktion von Zellen und deren Wachstum. Leider auch von solchen, die wir gar nicht schätzen: Neben Fettzellen lässt es auch Krebszellen sowie auch Ablagerungen an der Innenwand der Blutgefäße wachsen.

Eine Einteilung in gute und schlechte Kohlenhydrate, in Dickmacher und Schlankmacher nach dem Glykämischen Index ist in der Tat nicht der Weisheit letzter Schluss. Der Glykämische Index zeigt nämlich nur die halbe Wahrheit.[12,13]

Er wurde ursprünglich für Forschungszwecke erarbeitet, nicht zur Bewertung der täglichen Ernährung. Er bezieht sich immer auf Nahrungsmittelportionen à 50 Gramm Kohlenhydrate, nicht auf 50 Gramm Lebensmittel. Und das ist ein gewaltiger Unterschied. Um beispielsweise den Glykämischen Index von gekochten Möhren zu überprüfen, mussten die Versuchsteilnehmer im Forschungslabor exakt so viele Möhren mümmeln, dass sie mit diesem Nahrungsmittel die geforderte Menge von 50 Gramm Kohlenhydrate erreichten: Das sind 1,6 Kilo Möhren – pur und in einer Portion! Das zeigt, wie wenig Relevanz der Glykämische Index für die Praxis hat. Denn viel interessanter ist für den Verbraucher doch die Blutzuckerwirkung, die eine durchschnittliche Beilagenportion Karotten auslöst. Diese entspricht etwa 100 bis 150 Gramm.

Es ist doch völlig un(bio)logisch: Warum sollte man denn vor Karotten Angst haben? Sie enthalten so wenig Energie, dass man davon acht Kilo essen müsste, um auf einen Energiebedarf von 2.000 Kilokalorien am Tag zu kommen! Genauso wenig spricht gegen eine halbe gebackene Kartoffel als Beilage oder ein kleines Stück Baguette, die mit einem Glykämischen Index von 85 bzw. von 70 einen sehr hohen Index aufweisen.

So lange man nur kleine Portionen isst, fällt weder die Blutzuckerwirkung noch die Kalorienmenge ins Gewicht! Was dem GLYX-Konzept fehlt, ist für die Praxis unverzichtbar und macht den Glykämischen Index eigentlich erst aussagekräftig: der quantitative zusätzlich zum qualitativen Aspekt. Also die Bewertung der tatsächlichen Blutzuckerwirkung. Wie sich die Nahrungsmittel in typischen Portionsgrößen auf den Blutzucker auswirken, erfasst die so genannte Glykämische Last.

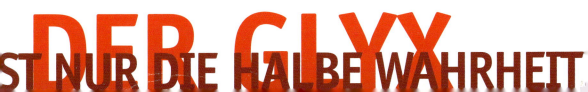

Die Glykämische Last. Um eine Orientierung am Glykämischen Index auch in der Praxis zu ermöglichen, haben Ernährungswissenschaftler der Harvard Universität die Glykämische Last (GL) definiert.[13]

Diese berechnet sich aus dem Qualitätsindex – dem Glykämischen Index – und dem Kohlenhydratgehalt der tatsächlich verzehrten Portion des jeweilgen Lebensmittels. Die Glykämische Last entspricht dem relativen Bedarf an Insulin pro Portion dieses Lebensmittels. Also der Insulinmenge, die der Körper aufwenden muss, um die zu Glukose abgebauten Kohlenhydrate aus dieser Portion in die Körperzellen zu transportieren.

100 Gramm Baguette beispielsweise enthalten 48 Gramm Kohlenhydrate. Der Glykämische Index von Baguette ist 70. Daraus errechnet sich die Glykämische Last von aufgerundet 34 (siehe Seite 31). Besonders deutlich wird die Bedeutung der Glykämischen Last bei Karotten. In den bekannten GLYX-Bücher, in denen immer noch vor gekochten Karotten gewarnt wird, ist ein Glykämischer Index von 71 zu Grunde gelegt. Für die tatsächliche Glykämische Last bedeutete das: In einer 100-Gramm-Portion Karotten sind nur 4,8 Gramm Kohlenhydrate enthalten, die Glykämische Last dieser Portion entspräche damit 3,4. Das bedeutete, dass nach dem Verzehr einer Portion Baguette genau zehnmal so viel Insulin in unseren Blutkreislauf geschüttet würde, wie nach einer vergleichbar großen Portion Karotten! Aber beide werden in den GLYX-Tabellen gleichermaßen als »Dickmacher« dargestellt. Nun zeigen neue Analysen für die Karotte einen Glykämischen Index von 47. Daraus ergibt sich eine Glykämische Last von 2,3 pro 100-Gramm-Portion, womit sie dann also noch unbedenklicher ist!

An diesem Beispiel wird besonders deutlich, dass der Glykämische Index mit seinen Angaben eine Gleichheit der unterschiedlichsten Lebensmittel vorgaukelt, die faktisch nicht gegeben ist. Andererseits wird Vollkornbrot hoch gelobt. Es gilt in der GLYX-Diät mit einem Glykämischen Index von 50 als Fatburner und Schlankmacher. Tatsächlich bringt aber eine 100-Gramm-Portion Vollkornbrot eine etwa fünfmal so starke Blutzuckerbelastung und verlangt entsprechend eine etwa fünffach höhere Insulinausschüttung als die gleiche Menge Karotten. Selbst die als Dickmacher verschriene Kartoffel veranlasst eine deutlich geringere Insulinausschüttung.

Apropos Vollkorn: Solche Produkte gelten als physiologisch wertvoller als Auszugsprodukte, doch für viele Menschen stellen sie schlichtweg ein Gesundheitsrisiko dar.[14] Vollkorn kann Unverträglichkeiten hervorrufen, doch wenn Vollkorn gut vertragen wird, ist es Weißmehlprodukten vorzuziehen!

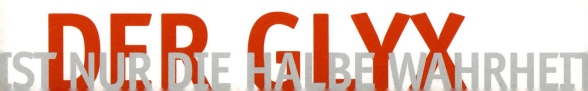

Berechnung der Glykämischen Last: Da es sich bei den Werten zum Glykämischen Index streng genommen um Prozentangaben handelt, muss man den Index für die Berechnung der Glykämischen Last immer durch 100 teilen:

Glykämischer Index/100 x Gramm Kohlenhydrate

Beispiele:

Karotten (veralteter Wert): Glykämischer Index = 71
100 Gramm ~ 4,8 Gramm Kohlenhydrate
0,71 x 4,8 = 3,4
Die Glykämische Last pro 100 Gramm ist 3 (abgerundet).

Karotten (aktualisierter Wert): Glykämischer Index = 47
100 Gramm ~ 4,8 Gramm Kohlenhydrate
0,47 x 4,8 = 2,3
Die Glykämische Last pro 100 Gramm ist 2 (abgerundet).

Gebackene Kartoffel: Glykämischer Index = 85
100 Gramm ~ 18 Gramm Kohlenhydrate
0,85 x 18 = 15,3
Die Glykämische Last pro 100 Gramm ist 15 (abgerundet).

Weißbrot: Glykämischer Index = 70
100 Gramm Weißbrot ~ 48 Gramm Kohlenhydrate
0,70 x 48 = 33,6
Die Glykämische Last pro 100 Gramm ist 34 (aufgerundet).

In der Praxis kommt es also vor allem auf die Glykämische Last der Nahrung an und nicht auf den Glykämischen Index! Das erlaubt auch eine größere Flexibilität in der Ernährung. Kein Nahrungsmittel ist verboten, aber je höher der Glykämische Index, desto mehr Zurückhaltung ist geboten.

Umgekehrt heißt das aber nicht, dass Nahrungsmittel mit niedrigem Glykämischen Index in beliebigen Mengen verzehrt werden können: Auch beim Vollkornbrot gilt es sich zu mäßigen denn viel Vollkornbrot enthält nun mal viele Kohlenhydrate, die im Verdauungstrakt mit Hilfe entsprechender Insulinmengen zu verwerten sind. Und so werden aus den angeblich so guten Kohlenhydraten, den angeblichen Schlankmachern und Fatburnern, ganz schnell Insulin-Locker hohen Grades und damit schlichte Dickmacher.

Von besonders großer Praxisrelevanz ist die Ermittlung der jeweiligen Insulinreaktion für Menschen, die auf Grund ihres Übergewichts und ihrer zu geringen Muskelaktivität schon insulinresistent sind und pro Mahlzeit sowieso schon sehr viel Insulin aufwenden müssen, um dem Zucker im Blut Herr zu werden. Oder erst recht bei Typ 2 Diabetikern, deren Bauchspeicheldrüse nicht mehr optimal funktioniert und nicht ausreichend Insulin produziert, um den hohen Bedarf zu decken, worauf sich erhöhte Blutzuckerwerte einstellen. Je mehr Stärke und Zucker diese Menschen mit einer Mahlzeit aufnehmen, desto höher die Blutzuckerspitzen nach dem Essen. Je höher die Blutzuckerkonzentrationen sind, desto sicherer gehen davon die Gefäße kaputt!

Die Glykämische Last ist also gerade für Menschen mit Diabetes mellitus bzw. seiner Vorstufe, dem Syndrom X oder Metabolischen Syndrom, von größter Bedeutung! Das sind viele Millionen Menschen allein nur in Deutschland. Ausgerechnet diesen Menschen empfiehlt die etablierte Ernährungslehre bislang aber immer noch, viele Kohlenhydrate und wenig Fett zu essen – was eigentlich schon makaber ist.

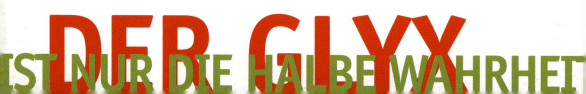

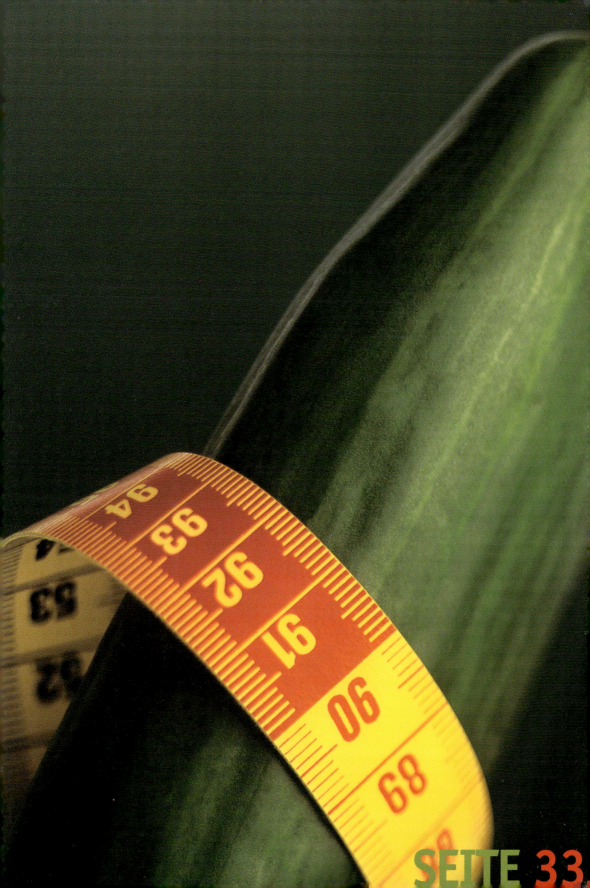

SEITE 33

Fünf am Tag. Vielleicht fragen Sie sich vor diesem Hintergrund, wie empfehlenswert Obst und Gemüse sind. Sie gelten gemeinhin als gesund, doch was ist mit dem enthaltenen Zucker – der Fruktose und der Glukose?

Machen Sie sich darüber nicht zu viele Gedanken. Die gesundheitlichen Vorteile der Früchte überwiegen: Sie liefern Vitamine, Mineralstoffe, sekundäre Pflanzenstoffe und Ballaststoffe, die für ihren guten Ruf verantwortlich sind.[15]

So sind alle Obstsorten hochwertige Lieferanten lebenswichtiger Nährstoffe. Herausragend sind dabei Vitamin C, Beta-Karotin und anderen Karotine sowie verschiedene B-Vitamine. Auch die Mineralstoffe Kalium, Magnesium und Phosphor sind in Früchten reich vertreten. Gemüse ist generell auch ein hervorragender Lieferant von Vitamin C und den verschiedenen B-Vitaminen. Vor allem in rotem und gelbem Gemüse stecken auch viele Karotine. Die kann der Körper übrigens am besten nutzen, wenn die Lebensmittel vorm Verzehr erhitzt und püriert werden. Auch in Gemüse sind Kalium, Magnesium und Phosphor reichlich enthalten. Allerdings zeigen sich je nach Gemüsesorte ganz unterschiedliche Schwerpunkte im Nährstoffgehalt. Am besten ist deshalb die salomonische Lösung, möglichst alle verfügbaren Gemüse und Salate in schöner Abwechslung in den Speiseplan einzubauen. Das gilt auch für Hülsenfrüchte, die überdies noch relativ reich an Eiweiß sind.

Vital durch Obst und Gemüse. Die Vitalstoffe aus Obst und Gemüse wirken sich positiv auf die Gesundheit aus.[16] Kalium und Magnesium haben eine stark blutdrucksenkende Wirkung.

Eine weitere Gattung Inhaltsstoffe, die man als sekundäre Pflanzenstoffe (SPS) bezeichnet, ist zwar nicht lebensnotwendig, unterstützt aber verschiedene Körperfunktionen. Sie entfalten beispielsweise eine starke antioxidative Wirkung, wodurch sie Angriffe von Sauerstoff-Radikalen auf Zellen und die daraus entstehenden Schäden abwehren helfen. Weiterhin zeigen sie Thrombose und Krebs hemmendes Potenzial. Gemüse enthalten im Schnitt mehr dieser Wunderstoffe als Früchte. Regelmäßiger Obst- und Gemüseverzehr aktiviert zudem lebenswichtige Entgiftungsenzyme in der Leber, kurbelt das Immunsystem an und hemmt eine übermäßige Gerinnungsneigung des Blutes. Darüber hinaus regen sie verschiedene Gene zur Bildung bestimmter Hormone an und können schließlich auch noch Bakterien und Viren abtöten. Diese Positivliste für Obst und Gemüse ließe sich fast beliebig verlängern. Immer mehr Wirkstoffe und Wirkmechanismen werden gefunden, die biologisch plausibel erklären können, warum Obst und Gemüse eine gesunde Körperfunktion ermöglichen bzw. uns vor Krankheiten schützen. Dass all diese Effekte sich schließlich auch tatsächlich in messbar mehr Gesundheit niederschlagen, wurde durch Dutzende Langzeit-Beobachtungsstudien auf der ganzen Welt belegt: Ein hoher Obst- und Gemüsekonsum senkt das Risiko für Herz- und Hirninfarkt bzw. Schlaganfall.[16] Wer viel Salat und Gemüse isst, hat außerdem ein geringeres Risiko, an Krebserkrankungen im Bereich des Verdauungstraktes zu erkranken.[16]

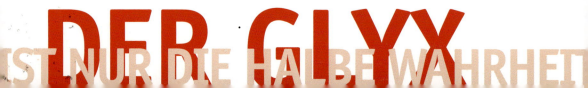

DER GLYX IST NUR DIE HALBE WAHRHEIT

Lösliche Ballaststoffe. Die meisten Obstsorten weisen trotz ihres Zuckergehalts einen relativ niedrigen Glykämischen Index auf. Beeren und Gemüse aufgrund ihres geringen Gehalts an Zucker oder Stärke im Schnitt sogar mit den niedrigsten aller Nahrungsmittel.

Ein Effekt sei hier noch herausgestellt, um die hohe Bedeutung von Beeren, Früchten und Gemüse weiterhin zu unterstreichen: Sie sind unsere wichtigsten Quellen für Ballaststoffe. Diese schützen in vielfältiger Weise die Gesundheit. Besonders wichtig ist dabei, dass sie ganz entscheidend dazu beitragen, den Blutzucker und damit das Insulin möglichst niedrig zu halten.[16]

Der Begriff Ballaststoffe bezeichnet die gänzlich oder weitgehend unverdaulichen Begleitstoffe der Lebensmittel. Im Mittel finden sich in 100 Gramm Obst und Gemüse zwei bis vier Gramm Ballaststoffe. Dazu zählt einerseits die allseits bekannte Zellulose, die unlöslich ist und quasi unverändert wieder ausgeschieden wird. Andererseits sehr viele in Wasser lösliche Ballaststoffe, wie beispielsweise das Pektin. Darüber hinaus enthalten Obst und Gemüse reichlich von einer ganz besonderen Ballaststoffgruppe, der resistenten Stärke. Diese wird im Dünndarm nicht gespalten, sondern gelangt unverändert bis in den Dickdarm. Dort spielt sie eine wichtige Rolle für die Darmflora und beeinflusst die Verdauungsprozesse günstig. Im Zusammenspiel verdicken die löslichen Ballaststoffe den Nahrungsbrei im Magen-Darm-Trakt und lassen ihn aufquellen.

Sie bewirken dadurch großes Volumen und Gewicht der Speise, was schnell ein ausgeprägtes Sättigungsgefühl auslöst. Im Dünndarm angelangt verzögern sie anschließend die Aufspaltung von Stärke in Zucker und somit die Aufnahme von Glukose ins Blut. Das vermeidet die Entstehung von Blutzuckerspitzen nach einer Mahlzeit. Nach ballaststoffreichem Essen wird folglich entsprechend weniger Insulin benötigt. Außerdem haben Ballaststoffe günstige Effekte auf den Fettstoffwechsel, denn sie verbessern den Cholesterinhaushalt: Bei ausreichendem Verzehr sinkt das LDL-Cholesterin, aber nicht das HDL-Cholesterin, sodass sich das Verhältnis von LDL- zu HDL-Cholesterin verbessert.[17-19] Am besten wirkt sich übrigens eine Kombination aus hoher Ballaststoffzufuhr und hoher Fettzufuhr auf den Blutfettgehalt bzw. auf den Cholesterinstoffwechsel aus. Optimal ist, wenn dabei der Verzehr einfach ungesättigter Fettsäuren überwiegt.[20,21]

Kohlenhydrat- und Ballaststoffgehalt der beliebtesten Obstsorten.

	Kohlenhydrate pro 100 g	Ballaststoffe pro 100 g	GI	GL pro 100 g
Frische Früchte				
Bananen	21,4	1,8	52	10
Mango	12,8	1,7	51	7
Trauben	15,2	1,5	46	7
Ananas	12,4	1,5	59	6
Kiwi	9,1	2,1	53	5
Apfel	11,4	2,0	38	5
Wassermelone	8,3	0,2	72	4
Aprikosen	8,5	1,5	57	4
Orange	8,3	1,6	42	4
Pfirsich	9,4	1,9	42	4
Pflaumen	10,2	1,6	39	4
Birne	12,4	3,3	38	3
Grapefruit	7,5	1,6	25	2
Kirschen	13,3	1,3	22	2
Erdbeere	5,5	1,6	40	1
Trockenobst				
Datteln	65,2	9,0	100	69
Rosinen	68,0	5,2	64	47
Sultaninen	64,7	5,4	56	42
Apfelringe	57,0	10,1	29	17
Aprikosen	47,9	8,6	31	15
Fruchtsäfte, ohne Zuckerzusatz				
Orangensaft	9,0	-	50	5
Grapefruitsaft	7,2	-	48	4
Ananassaft	12,0	-	46	4
Apfelsaft	11,7	-	40	4

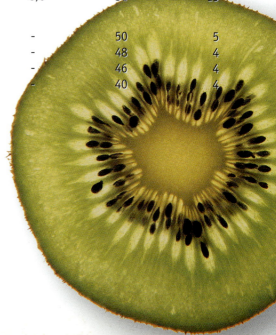

SEITE 36

Vorsicht Fruchtzucker! Die meisten Früchte sind ausgesprochen empfehlenswert. Deswegen ist es bedenklich, dass die Dominanz von Getreideprodukten, Kartoffeln und Reis in unserer Ernährung die ernährungsphysiologisch viel hochwertigeren Beeren, Früchte, Wurzeln, Gemüse und Hülsenfrüchte aus der Ernährung verdrängt hat!

Doch manche Obstsorten enthalten relativ viel Zucker, zum Teil als Traubenzucker und zum Teil als Fruchtzucker. Diese auch als Fructose bezeichnete Verbindung hat zwar einen niedrigen Glykämischen Index, weil die Leber lange Zeit dafür beansprucht, den Fruchtzucker in Glukose umzuwandeln. Entsprechend verzögert taucht er im Blut wieder auf. Aber Fruchtzucker hat leider auch einige unerwünschte Nebenwirkungen: Er erhöht zum einen den Blutfettspiegel, das heißt genauer gesagt die Triglyceride.[22] Dies ist ebenfalls ein gesundheitlicher Risikofaktor.

Darüber hinaus führen speziell hohe Mengen an Fruchtzucker dazu, dass verschiedene Gewebe im Körper sich in besonderer Weise »verzuckern«. Man spricht dann von den AGE (Advanced Glycation Endproducts), die solch starke Veränderungen an Zellen und Geweben entstehen lassen, dass deren Funktion verändert oder verhindert wird. So muss man schlussfolgern, dass eine hohe Zufuhr an Fructose offenbar ein hohes Schädigungspotenzial aufweist.[23]

Deswegen sollte man vor allem bei süßen Früchten nicht nur den Glykämischen Index beachten. Man muss sich immer wieder daran erinnern: Auf die Glykämische Last kommt es an – auch beim Obst!

Am besten hält man sich bei den süßesten Früchten zurück, um eine niedrige Glykämische Last zu erreichen und den Fruchtzuckerkonsum in Grenzen zu halten. Die Empfehlung »5 a day« sollte am besten durch Verzehr von zwei Portionen Obst bzw. Früchte bzw. Beeren – mit Bevorzugung der zuckerärmeren Sorten – und drei Portionen stärkearme Gemüse und Salate pro Tag umgesetzt werden.

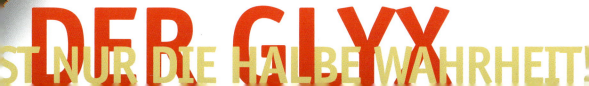

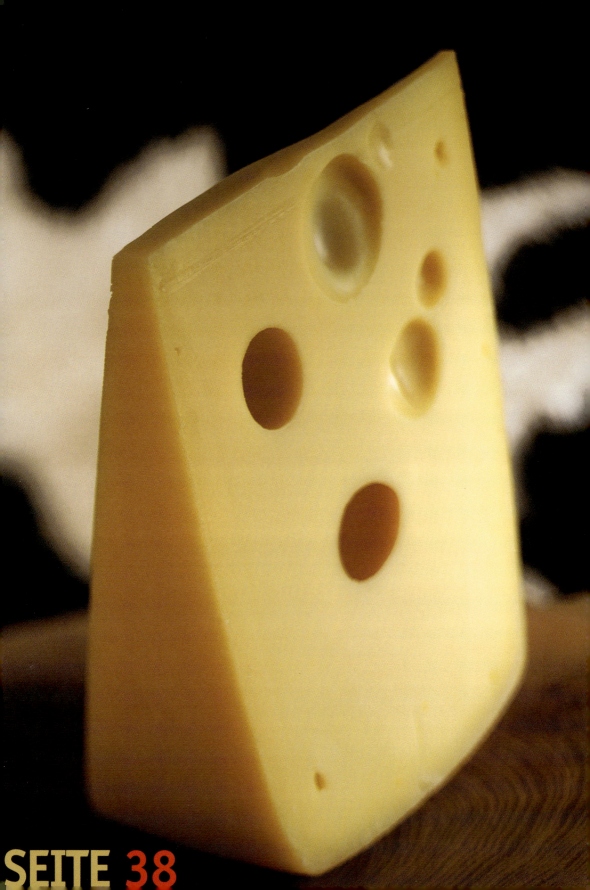

SEITE 38

Die Fitmacher – Eiweiß und Fett. In Konsequenz auf das grandiose Desaster der etablierten Ernährungslehre haben in den letzten Jahren verschiedene Wissenschaftler auch die alternativen Ernährungsweisen genauer untersucht.

In Dutzenden kontrollierter Stoffwechselstudien wurden die Auswirkungen von Nährstoffmanipulationen überprüft. Die Ergebnisse zeigen eindrücklich, dass die besten Werte im Zucker- und auch im Fettstoffwechsel erreicht werden, wenn stärke- und zuckerreiche Kohlenhydrate stark eingeschränkt und dafür mehr Eiweiß und Fett verzehrt werden. Die vorteilhaften Effekte einer eiweiß- und fettreichen Ernährung kommen umso mehr zum Tragen, je stärker Übergewicht und Bewegungsmangel ausgeprägt sind. Auch das Risiko zuzunehmen ist bei dieser Ernährungsweise geringer – bei noch Schlanken wie auch bei Übergewichtigen. Und umgekehrt: Übergewichtige nehmen durch kohlenhydratarmes Essen tatsächlich erfolgreich ab. Eiweiß und Fett sind also die eigentlichen Fitmacher!

Fit durch Eiweiß. Kohlenhydrate gegen Eiweiß austauschen. Das ist die erste Losung. Hierzulande isst eine Frau durchschnittlich knapp 70 Gramm Eiweiß pro Tag, ein Mann etwa 90 Gramm. In den meisten industrialisierten Ländern sind ähnliche Werte zu finden.

Damit macht der Eiweißkonsum 13 bis 16 Prozent der täglichen Energiezufuhr aus. Empfehlenswerter: etwa 25 bis 35 Prozent der Kalorien in Form von tierischem und pflanzlichem Eiweiß. Um das zu erreichen, sollten in Zukunft Fleisch, Geflügel, Fisch, Meeresfrüchte, Eier, Milchprodukte, Hülsenfrüchte und Nüsse – und alles in schöner Abwechslung – wesentlich mehr Platz auf dem Teller einnehmen.

Bessere Cholesterinwerte. Wenn man die Kohlenhydrataufnahme langfristig reduziert und durch erhöhte Eiweißaufnahme kompensiert, sinken der Gesamtcholesterinspiegel, das LDL- und VLDL-Cholesterin sowie die Triglyceride. Gleichzeitig wird das gute HDL-Cholesterin angehoben.[1–4]

Dabei erzielen tierisches und pflanzliches Eiweiß die gleichen Effekte. Auch, wenn man recht große Mengen Fleisch isst, verbessern sich die Blutfette. Denn 100 Gramm mageres Muskelfleisch enthält insgesamt nur zwei bis drei Gramm Fett. Da dieses entgegen weit verbreiteten Vorurteilen überwiegend aus ungesättigten Fettsäuren besteht, ist es kein Wunder, dass die cholesterinsenkende Wirkung von Eiweiß durch Fleischfette nicht behindert wird.

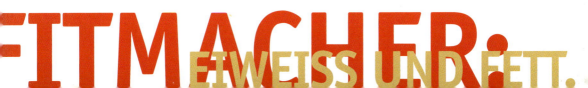

Anders als oft angenommen, wirkt sich auch der Cholesteringehalt des Fleischs, etwa 60 Milligramm pro 100 Gramm, nicht negativ aus. Denn bei den meisten Menschen hat das Nahrungscholesterin keinen nennenswerten Einfluss auf den Blutcholesterinspiegel.[5] Ein genetisch angelegter Rückkoppelungsmechanismus reguliert den Cholesterinspiegel. Je mehr Cholesterin in der Kost enthalten ist, desto weniger dieser lebenswichtigen Substanz produziert der Körper selbst und umgekehrt. Außerdem wird nur etwa die Hälfte des Nahrungscholesterins im Darm resorbiert.[6]

Gute Sättigung. Wenn die Eiweißversorgung erhöht wird und gleichzeitig die Kohlenhydratzufuhr reduziert wird, steigt der Blutzuckerspiegel nach dem Essen nicht so hoch an.

Da dann auch der Insulinspiegel auf relativ niedrigem Niveau bleibt, wird einerseits eine geringere Fettspeicherrate erzielt und andererseits werden Hunger- und Appetitattacken unterdrückt. Und Eiweiß macht satt: Weil es von allen Nährstoffen den besten Sättigungseffekt hat, hilft es, Übergewicht vorzubeugen. Vor diesem Hintergrund ist auch das Ergebnis der größten Ernährungslangzeitstudie der Welt, der Nurses' Health Study von der Harvard Universität, nicht verwunderlich: Eine hohe Eiweißzufuhr – pflanzliches wie auch tierisches – senkt das Herzinfarktrisiko signifikant. Die Teilnehmer, die im Mittel 24 Prozent der Kalorien in Form von Eiweiß konsumierten, hatten im Vergleich zu jenen, deren Nahrung nur etwa 15 Prozent Eiweiß enthielt, eine um 26 Prozent niedrigere Herzinfarktrate.[7] Vor allem tierisches Eiweiß geht mit einer niedrigeren Herzinfarktsterblichkeit einher.

Wer den Eiweißanteil in der Kost auf 25 bis 35 Prozent erhöht, verzehrt deutlich mehr Eiweiß, als viele Ernährungswissenschaftler empfehlen. Der derzeit übliche Eiweißkonsum, vor allem der von tierischem Eiweiß, wird teilweise sogar als Gesundheitsrisiko dargestellt. Wie ist es da zu rechtfertigen, sogar doppelt so viel Eiweiß zu essen? Die Ernährungspäpste warnen doch, dass ein hoher Eiweißkonsum unweigerlich auch eine hohe Zufuhr tierischer, gesättigter Fette und von Cholesterin bedeute. Und somit die Entwicklung von Fettstoffwechselstörungen und – in Folge davon – Herz-Kreislauf-Erkrankungen begünstige.[8,9]

Doch in der Praxis zeigt sich, dass genau das Gegenteil der Fall ist: Der Gesamtcholesterinspiegel, das LDL- und VLDL-Cholesterin sowie die Triglyceride sinken, und gleichzeitig steigt die Blutkonzentration des HDL-Cholesterins, wenn ein Teil der Kohlenhydrate gegen Eiweiß eingetauscht werden.[10,11] Wer sich nicht an Vorurteilen, sondern an nüchternen wissenschaftlichen Erkenntnisse orientiert, weiß, dass der Genuss von tierischem Eiweiß kein Herz-Kreislauf-Risiko darstellt!

FITMACHER: EIWEISS UND FETT

Eiweiß stärkt die Knochen. Osteoporose ist zur Volkskrankheit geworden. Verschiedene Faktoren begünstigen ihre Entstehung. Da ist zu allererst der Bewegungsmangel zu nennen. Aber auch eine kontinuierlich überhöhte Säurebildung im Körper trägt dazu bei.

Besonders eiweißreiche Produkte sind in Verruf geraten, den Körper zu »übersäuern«. Und es ist richtig, dass viele eiweißreiche Lebensmittel säurebildend wirken. Somit kann eine hohe Eiweißzufuhr in der Tat das Auftreten und Fortschreiten von Osteoporose beschleunigen und wäre unter Umständen als bedenklich einzustufen. Aber nur, wenn Säuren und Basen nicht im Gleichgewicht sind. Entscheidend ist bei reichlichem Eiweißgenuss, gleichzeitig immer genügend Basenbildner mit der Nahrung aufzunehmen. Bei »artgerechter« Ernährung mit hohem Anteil Obst und Gemüse besteht kein Grund zur Sorge – trotz der relativ hohen Eiweißzufuhr. Obst und Gemüse sind starke Basenbildner. Fleisch-, Geflügel-, Fisch und Käse-mahlzeiten sollten bei LOGI grundsätzlich von einer großen Portion Salat oder Gemüse oder Obst begleitet werden. Unter diesen Voraussetzungen verbessert eine hohe Eiweißzufuhr nach neuesten wissenschaftlichen Studien sogar mittelbar die Knochengesundheit![12,13]

LOGI liefert Basenüberschuss! Selbst bei sehr hohem Anteil eiweiß- und fetthaltiger Lebensmittel in der Nahrung ist kein Säureüberschuss zu befürchten, wenn die Ernährung kohlen-hydratarm ist und genügend Obst und Gemüse enthält.

Im Gegenteil: Bei einer Tagesration, die in strengster Weise auf alle stärkehaltigen Speisen verzichtet, also keinerlei Getreideprodukte, auch keine Kartoffeln oder Reis beinhaltet, gibt es à la Steinzeit-Diät viel Fleisch und Fisch (Beispiel für einen Tagesplan siehe nächste Seite). Durchschnittlich erreicht man dabei einen Eiweißanteil von rund 220 Gramm pro Tag, was etwa 38 Prozent der Kalorienzufuhr entspricht. Neben eiweißreichen Produkten gibt es zu den Hauptmahlzeiten wie auch als Zwischenmahlzeit nur Obst und Gemüse. Daraus resultiert eine Kohlenhydratzufuhr von 129 Gramm. Dies entspricht 23 Prozent der Gesamt-energiezufuhr. Vergleicht man den Anteil der Säure- und Basenbildner in dieser eiweißreichen Steinzeit-Diät mit dem Verhältnis von Säure- und Basenbildnern in der herkömmlich kohlen-hydratbetonten Kost, weist, für viele überraschend, ausgerechnet die eiweißreiche Ernährung einen erkennbaren Basenüberschuss auf![14,15]

▸▸ Ernährungsplan** mit Säure-Basen-Bilanz.

Mahlzeit	Menge	Energie	PRSL*/100g	PRSL*/ges.
Frühstück: Honigmelone mit Lachs				
Honigmelone	276 g	97 kcal.	-3,5	-9,7
Atlantiklachs, geräuchert	333 g	605 kcal.	+7,9	+26,3
Mittagessen: Schweinelendenstreifen auf buntem Salat mit Walnüssen				
Romana-Salat	68 g	10 kcal.	-2,5	-1,7
Karottenscheibchen	61 g	26 kcal.	-4,9	-3,0
Gurkenscheibchen	78 g	10 kcal.	-0,8	-0,6
Tomatenviertel	246 g	52 kcal.	-3,1	-7,6
Dressing mit Zitronensaft	31 g	8 kcal.	-2,5	-0,8
Walnüsse	11 g	70 kcal.	+6,8	+0,7
Magere Schweinelende, gebraten	86 g	205 kcal.	+7,9	+6,8
Abendessen: Rinderlendensteak mit Broccoli und Avocado-Mandel-Salat				
Grüner Salat	112 g	16 kcal.	-2,5	-2,8
Tomate	123 g	26 kcal.	-3,1	-3,8
Avocado	85 g	150 kcal.	-3,5	-3,0
Mandelsplitter	45 g	260 kcal.	-2,8	-1,3
Zwiebelringe	29 g	11 kcal.	-1,5	-0,4
Dressing mit Zitronensaft	31 g	8 kcal.	-2,5	-0,8
Gedünsteter Broccoli	468 g	131 kcal.	-1,2	-5,6
Mageres Rinderlendensteak, gebraten	235 g	400 kcal.	+7,8	+18,3
Dessert: Frische Erdbeeren				
Erdbeeren, ungezuckert	130 g	39 kcal.	-2,2	-2,9
Snacks				
Orange	66 g	30 kcal.	-2,7	-1,8
Karotten	81 g	35 kcal.	-4,9	-4,0
Selerie	90 g	14 kcal.	-5,2	-4,7
Basenbilanz gesamt:				-54,5
Säurebilanz gesamt:				+51,4
Basenüberschuss				-3,1

2200 kcal. 38% Eiweiß. 39% Fett. 23% Kohlenhydrate.
Dieser Tagesplan liefert nur 83 kcal pro 100 g.

* PRSL = Potenzielle Renale Säurelast. Die Werte dafür sind aus Remer und Manz's Datenbank entnommen[30]. Positive Werte identifizieren Säurebildner, negative Basenbildner.
** nach Loren Cordain 2002

Gesunde Nieren. Bislang gibt es keine Hinweise darauf, dass eine gesunde Niere durch einen hohen Eiweißkonsum geschädigt wird. Unter einer proteinreichen Kost vergrößern sich die Nieren sogar leicht, offenbar um sich mit mehr Kapazität für die Mehrarbeit zu wappnen.

Nur Personen, die bereits Nierenerkrankungen aufweisen, müssen aufpassen. Bei beginnendem Nierenversagen kann eine hohe Eiweißzufuhr eine Verschlimmerung fördern. Denn wenn intakte Niereneinheiten die Arbeit der erkrankten zusätzlich übernehmen müssen, nimmt der Stress für sie zu. Dies könnte im Endeffekt zu deren schnellerem Versagen beitragen. So viel zur Theorie. In der Praxis ist der Einfluss einer erhöhten Eiweißzufuhr auf diesen Prozess wenig ausgeprägt und somit längst nicht so relevant, wie viele Jahre angenommen.[16,17] Patienten mit leicht eingeschränkter Nierenfunktion müssen ihre Eiweißzufuhr heute nicht mehr strikt einschränken. Nur bei Patienten mit fortgeschrittener Nierenerkrankung ist eine solche Reduktion von Vorteil. Ihnen wird eine Eiweißzufuhr von bis zu 0,8 Gramm je Kilogramm Körpergewicht empfohlen – was exakt den gängigen Empfehlungen für Gesunde entspricht.[18]

Viel Eiweiß ist nicht toxisch. Eiweiß besteht aus Aminosäuren. Das sind biologisch hochaktive Substanzen, wichtige Baustoffe für den Körper des Menschen. Sie enthalten unter anderem auch Stickstoff, der bei ihrem Ab- und Umbau frei werden kann.

In hoher Konzentration kann er den Körper schädigen. Aber Stickstoff wird in Form von Harnstoff mit dem Harn über die Niere ausgeschieden. Dafür stellt die Leber spezielle Enzyme zur Verfügung. Bei einem gesunden Mann von 80 Kilogramm Körpergewicht kann das Entgiftungssystem in Leber und Nieren nach theoretischen Berechnungen einen Konsum von bis zu 250 Gramm Eiweiß pro Tag störungsfrei bewältigen.[19] Doch um eine derart hohe Zufuhr geht es bei der LOGI-Methode nicht. Als Richtwert gilt, dass bei einer Eiweißaufnahme von etwa 35 Prozent der täglichen Energie die obere Zufuhrgrenze erreicht ist. Wer sie mehrere Tage lang überschreitet, wird erleben, dass sich der Körper dagegen wehrt: Es kommt zu unangenehmen Nebenwirkungen wie Schwindel, Kopfsausen, Durchfall, plötzlichem rapidem Gewichtsverlust und anderen Symptomen.[20] Da vergeht der Appetit und so zwingt der Körper einen dazu, automatisch auch die Eiweißzufuhr einzuschränken. Kein Wunder also, dass bei gesunden Menschen nie eine toxische Wirkung von Eiweiß nachgewiesen worden ist.

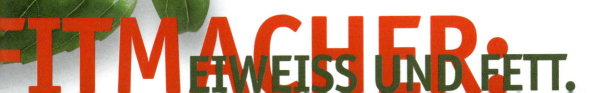

FITMACHER: EIWEISS UND FETT.

Kein Gichtrisiko. Purine sind lebenswichtige Bausteine. Gefährlich werden sie erst, wenn mehr Purine im Körper vorhanden sind als notwendig.

Normalerweise werden überschüssige Purine im gesunden Organismus zu Harnsäure abgebaut, die dann über die Nieren oder zu einem geringen Teil auch über den Darm ausgeschieden wird. Gicht ist Folge einer Störung im Purinstoffwechsel, deren Auslöser ein physiologisches Ungleichgewicht ist: Einerseits werden zu viele Purine zu Harnsäure abgebaut, andererseits wird zu wenig Harnsäure ausgeschieden. Wenn daraufhin der Harnsäurespiegel im Blut dauerhaft zu hoch ansteigt, stellt dies ein Gesundheitsrisiko dar, in der Fachsprache Hyperurikämie genannt. Es bilden sich Harnsäurekristalle, die sich in Organen, aber vor allem in Gelenken ablagern und zu schmerzhaften Reizungen, Entzündungen und zum Gichtanfall führen können.

Typische Ursachen sind bei genetischer Veranlagung Überernährung, beziehungsweise Übergewicht, insbesondere beim Fettansatz im Oberkörperbereich, und regelmäßig hoher Alkoholkonsum. Wer schlank ist und nicht übermäßig Alkohol genießt, hat mit hoher Purinzufuhr kein Gichtrisiko.[21] Auch tritt die Hyperurikämie häufig als Begleiterscheinung des berühmt berüchtigten Syndrom X auf. Und dies beruht auf einer Störung des Insulinhaushalts – nicht des Eiweißstoffwechsels! Ein hoher Insulinspiegel hemmt die Harnsäureausscheidung über die Niere. So ist auch die Gicht ein Kind des Kohlenhydrat-Desasters.[22]

Durch LOGI werden Übergewichtige ihren Insulinspiegel senken, was die Harnsäureausscheidung über die Niere fördert. Darüber hinaus werden sie mit großer Wahrscheinlichkeit abnehmen, was wiederum zu einer Senkung der überhöhten Harnsäurespiegel beiträgt. Deswegen ist bei kohlenhydratarmer Ernährung trotz der hohen Mengen von purinhaltigen Lebensmitteln kein größeres Gichtrisiko gegeben.

Eiweißpräparate

Es ist für viele Menschen nicht einfach, ihren natürlichen Eiweißbedarf allein über natürliche Nahrungsmittel zu decken. Ursachen dafür können mangelnder Appetit oder Hunger genauso sein wie eine Abneigung gegen bestimmte tierische Produkte, sei es Fleisch, Fisch oder Milch. Insbesondere bei älteren Menschen und Frauen sind das Gründe für die bei ihnen so weit verbreitete Unterversorgung mit Eiweiß. Besonders betroffen von dem Problem einer adäquaten Eiweißversorgung sind Menschen, die Unverträglichkeiten oder Allergien gegen bestimmte Eiweiße aufweisen. Wer sich deswegen beim Eiweißverzehr zurückhält, geht damit das Risiko ein, sich gesundheitlich mehr zu schaden als zu nutzen. Das gilt insbesondere in Hinblick auf Gewichtskontrolle, Stoffwechsel, Muskelapparat und Immunsystem.

In solchen Fällen können hochwertige Eiweißpräparate Abhilfe schaffen. Was sich in der Sportlerszene seit Jahrzehnten bewährt hat, kann man auch als Nichtsportler für sich nutzen. Achten Sie aber unbedingt auf eine hohe Qualität der Eiweißprodukte. Leider erlaubt die schwammige Deklaration in den Packungsangaben, die Qualität verschleiern. Unspezifische Begriffe, wie »reines tierisches Eiweiß« lässt darauf schließen, dass vor allem Gelatine oder große Mengen an Kasein enthalten sind. Beide Eiweiße sind von eher geringer biologischer Wertigkeit und für die hochwertige Nahrungsergänzung nicht geeignet. Auch reines Sojaeiweiß ist nicht hochwertig genug. Sehr empfehlenswert sind hingegen Präparate, die entweder zu einem Großteil aus Molkeeiweiß bestehen oder auf Basis von Sojaeiweiß durch Beimischen von Molkeeiweiß bzw. Magermilchpulver zu einem sehr hochwertigen Gemisch aufgewertet wurden.

Fett kann die Blutfette verbessern. So ungewohnt es für Laien auch klingen mag, es ist doch eine erwiesene Tatsache.

Wird ein Teil der Kohlenhydrate in unserer Nahrung durch Fett ersetzt, vor allem durch solche mit einfach ungesättigten und mehrfach ungesättigten Omega-3-Fettsäuren, sinken die gefürchteten Blutfette. Und während der Gesamtcholesterinspiegel, die Konzentration von LDL-, VLDL- und IDL-Cholesterin, Lp(a), die Triglyceride und die triglyceridreichen Remnants abnehmen, steigt das HDL-Cholesterin an. Das ist das eindeutige Ergebnis von dutzenden Stoffwechseluntersuchungen der letzten Jahrzehnte.[23] Neben diesen Fettparametern sinken im Tagesprofil auch erhöhte Blutzucker- und Insulinkonzentrationen. Insgesamt kann eine fettreiche Kost auf diese Weise das Herz-Kreislauf-Risiko deutlich senken! Dennoch wird sie häufig immer noch als gesundheitsbedenklich stigmatisiert. Es herrscht eine wahre Fett-Phobie.

Problematisch wird eine hohe Fettzufuhr, wenn gleichzeitig auch viele Kohlenhydrate verzehrt werden. Reduziert man letztere, entwickeln sich ganz andere Stoffwechselverhältnisse. Die günstigen Effekte einer Ernährungsumstellung nach LOGI kann man bereits bei gesunden Menschen beobachten. Wenn aber Fett- und Zuckerstoffwechselstörungen vorliegen, vor allem bei Übergewichtigen mit Insulinresistenz und Metabolischem Syndrom, sind die Erfolge noch ausgeprägter! Gleiches gilt beim Typ-2-Diabetes: Unter einer Diät mit rund 40 bis 50 Prozent Fett aus überwiegend einfach ungesättigten Fettsäuren und entsprechend niedrigem Kohlenhydratanteil verbessert sich der entgleiste Stoffwechsel deutlich.[24]

Wer übergewichtig ist, und sich in den letzten Jahren von fettarmer, kohlenhydratreicher Kost ernährt hat, hat dabei wahrscheinlich nicht abgenommen und sich sogar noch schlechtere Blutwerte angegessen. Er kann guter Hoffnung sein, dass er durch eine kohlenhydratreduzierte und in der Fettqualität verbesserte Kost den Fett- und Zuckerstoffwechsel in Nullkommanix verbessert. Mit der Zeit funktionieren diese Systeme wieder auf gesundem Niveau. So wird durch die LOGI-Methode auch dann, wenn das Körpergewicht konstant bleibt, das Herzinfarkt- und Schlaganfallrisiko sinken. Wer dabei abnimmt, was ziemlich wahrscheinlich ist, erzielt umso bessere Resultate.

Richtiges Fett macht fit. Bei erhöhter Fettzufuhr, kommt es umso mehr auf die richtige Fettqualität an! Wer einen Teil der Kohlenhydrate in der Nahrung durch Fett ersetzt, sollte Fette mit überwiegend einfach ungesättigten Fettsäuren und mit Omega-3-Fettsäuren bevorzugen.

Warum die Betonung auf einfach ungesättigten Fettsäuren liegt? Die vorherrschenden Fettquellen in der Evolution des Menschen waren tierische Fette, das heißt Organ- und Bauchfett sowie das Knochenmark. Und darin dominierte die Ölsäure, die wichtigste einfach ungesättigte Fettsäure. Ölsäure kann auch vom menschlichen Körper selbst aufgebaut werden, es handelt sich im Grunde um eine körpereigene Substanz. Es ist deshalb sicherlich kein Zufall, dass von Ölsäure auch bei hohen Zufuhrmengen noch keine unerwünschten Nebenwirkungen im Stoffwechselbereich beschrieben worden sind.

Die besten Quellen für Ölsäure sind Olivenöl und Rapsöl. Ihrem Fettsäuremuster haben diese Öle auch ihr gutes Gesundheitsimage zu verdanken. Denn die einfach ungesättigte Ölsäure senkt die Blutfette in vergleichbarer Weise wie die mehrfach ungesättigte Linolsäure, die ja lange Zeit als besonders gesund proklamiert wurde und vor deren zu hoher Zufuhr inzwischen gewarnt wird.

Rapsöl hat einen gesundheitlichen Vorteil gegenüber Olivenöl: Es bietet auch noch Omega-3-Fettsäure (alpha-Linolensäure) in interessanter Menge. Omega-3-Fettsäuren aktivieren spezielle Gene, Fettverbrennung und Wärmeabgabe anzukurbeln. Auf diese Weise können sie zum Kampf gegen Übergewicht beitragen. Zudem werden aus Omega-3-Fettsäuren eine Reihe von Gewebshormonen aufgebaut, die gefäßerweiternd und blutdrucksenkend wirken. Weitere wichtige Funktionen der Omega-3-Fettsäuren: Sie hemmen die Blutgerinnung und damit die Thromboseneigung, sie erhöhen die Verformbarkeit der roten Blutkörperchen, was sich in einer Verbesserung der Blutfließeigenschaften bzw. Durchblutung der kleinsten Gefäße in den Geweben niederschlägt, und sie stabilisieren den Herzrhythmus.[25–27]

So ist es ein merklicher Nachteil von Olivenöl, dass es praktisch keine Omega-3-Fettsäuren zu bieten hat. Diese sind auch in Lein- und Sojaöl reichlich enthalten. Doch Leinöl ist wegen des speziellen Geschmacks nicht jedermanns Sache. Und in Sojaöl dominieren die mehrfach ungesättigten Omega-6-Fettsäuren – zuviel davon ist gesundheitlich durchaus nicht unproblematisch. Wird z. B. Linolsäure, eine typische pflanzliche Fettsäure, die im Körper zur langkettigen Omega-6-Fettsäure Arachidonsäure umgebaut wird, in hohen Dosen aufgenommen, kann dies unerwünschte Nebenwirkungen haben. Sie steht beispielsweise im Verdacht, das Immunsystem zu hemmen, Allergien, Gallensteinbildung und Krebswachstum zu fördern, das Cholesterin im Blut schneller oxidieren zu lassen – was die Atheroskleroseneigung verstärkt.[28,29] Linolsäure ist reichlich in vielen anderen pflanzlichen Ölen, wie in Mais- und Weizenkeim-, Soja-, Traubenkern-, Distel- und Sonnenblumenöl und daraus hergestellten Margarinesorten enthalten.

FITMACHER: EIWEISS UND FETT

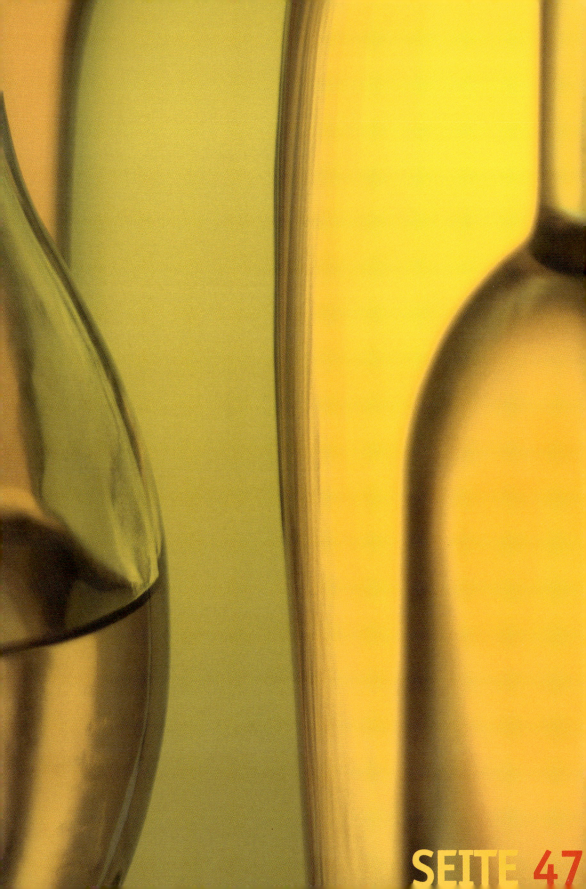

Omega-3 und Omega-6. Die Omega-6- und die Omega-3-Fettsäure-Familien sind Gegenspieler im Stoffwechsel und müssen unbedingt in einem sinnvollen Verhältnis zueinander im Körper vorliegen.[30,31] Das erste Fett im Leben eines Menschen stammt aus der Muttermilch. Dieses »tierische« Fett enthält relativ hohe Mengen dieser beiden Fettsäure-Familien. Eine unzureichende Versorgung im ersten Lebensabschnitt würde schnell zu deutlichen Einschränkungen der Zellfunktionen im Zentralen Nervensystem führen.[32,33]

Der Körper benötigt für die meisten wichtigen Stoffwechselfunktionen Fettsäuren. Allerdings nur die hoch ungesättigten Fettsäuren (HUFA). Diese sind die eigentlich essenziellen Fettsäuren. Sie liegen grundsätzlich nur in tierischen Fetten vor: Die Arachidonsäure, eine Omega-6-Fettsäure, die überwiegend in Fleisch enthalten ist, und die Eicosapentaensäure, eine Fettsäure der Omega-3-Familie, die überwiegend in Tiefseefisch (Makrele, Hering, Sardine, Lachs), aber auch in Fleisch von artgerecht gehaltenen und gefütterten Landtieren bzw. Wildfleisch auf unseren Teller kommt.

Pflanzliche Fette enthalten nur die kürzeren, mehrfach ungesättigten Fettsäuren. Unser Körper kann in einem aufwändigen Stoffwechselprozess beispielsweise aus der pflanzlichen Linolsäure die essenzielle, hoch ungesättigte Arachidonsäure (Omega-6) herstellen. Und die pflanzliche alpha-Linolensäure zur essenziellen, hoch ungesättigten Eicosapentaensäure (Omega-3) verlängern. Die erforderlichen chemischen Reaktionen verlaufen aber nicht sehr effizient und werden durch einen Stoffwechsel-Engpass behindert: Beide Fettsäure-Familien verwenden für die Umwandlungsreaktionen dasselbe Enzymsystem. In der heutigen Ernährung dominieren die Omega-6-Fettsäuren, deswegen verdrängen sie die Omega-3-Fettsäuren aus dem Enzymsystem. Infolgedessen kommt der Aufbau von hoch ungesättigten Omega-3-Fettsäuren aus pflanzlichen Fetten zu kurz.

Ein ausgewogenes Omega-Verhältnis. Ernährungsphysiologisch ist es ein großer Nachteil, dass die kostengünstig zu produzierenden Öle aus Getreide, Mais und Sonnenblumen das Angebot pflanzlicher Fette dominieren. Denn wegen ihres hohen Gehalts an Omega-6-Fettsäuren hat sich in der Ernährung ein kritisches Ungleichgewicht zwischen Omega-6- und Omega-3-Fettsäuren eingestellt. Die Versorgung mit Omega-3 ist suboptimal, ein relativer Mangel an Omega-3 ist in der Bevölkerung weit verbreitet. Die Folgen sind eine Vielzahl von Stoffwechselstörungen und Krankheiten. Der Fettkonsum ist schon lange nicht mehr »artgerecht« ausgewogen.

Das optimale Verhältnis von Omega-6- zu Omega-3-Fettsäuren liegt bei 1:1 bis 4:1.[30,34] Aufgrund des Siegeszuges der kostengünstigen Pflanzenfette hat sich das Verhältnis auf etwa 12:1 verschoben! Vor diesem Hintergrund ist eine Mehrzufuhr von Omega-3- und eine drastische Einschränkung von Omega-6-Fettsäuren unbedingt empfohlen.

Ein Verhältnis von Omega-6 zu Omega-3 in Rapsöl ist mit 2:1 als ideal zu bezeichnen. Rapsöl besteht zu etwa 65 Prozent aus einfach ungesättigten Fettsäuren, rund 10 Prozent aus Omega-3-Fettsäuren und etwa 20 Prozent aus der Omega-6-Fettsäure Linolsäure.

Für die Praxis bedeutet dies: Verzichten Sie weitgehend auf den Konsum pflanzlicher Fette mit hohem Anteil an der Omega-6-Linolsäure, wie etwa Sonnenblumen-, Maiskeim-, Weizenkeim-, Distel- und Traubenkernöl und daraus hergestellte Margarinesorten. Bringen Sie dafür mehr Omega-3-reiche Fettsäuren auf den Tisch. Die besten Quellen sind Seefisch, Wild, Fleisch aus artgerechter Haltung, Rapsöl, Walnüsse und Leinsamen bzw. daraus hergestelltes Öl.

Wichtig zu wissen: Omega-3-Fettsäuren gehen bei hohen Temperaturen über 200 Grad oder durch lange Kochzeiten verloren.

Fleischfett ist gesund. Fleischfett besteht zum größten Teil aus einfach ungesättigten Fettsäuren. Es enthält aber auch mehrfach ungesättigte Fettsäuren und liefert, ganz im Gegensatz zur landläufigen Meinung, überwiegend ungesättigte Fettsäuren.

Das Muskelfett vom Rind enthält durchschnittlich 55 Prozent ungesättigte Fettsäuren. Beim Schwein sind es zwischen 52 und 62 Prozent, und bei Geflügelfleisch liegt der Anteil gar bei etwa 70 Prozent.

Das Depotfett – also vor allem die sichtbaren, dicken Fettabschnitte unter der Haut und im Bauchbereich, die man bei der Zubereitung leicht entfernen kann – enthält zwar etwas mehr gesättigte Fettsäuren, ist aber immer noch überwiegend ungesättigt. Im Gegensatz zu den pflanzlichen Fetten enthält Fleischfett tatsächlich alle essenziellen mehrfach ungesättigten Fettsäuren. Selbst die langkettigen, hoch ungesättigten Omega-3-Fettsäuren, vor allem wenn die Tiere noch auf Steppen, Wiesen oder im Wald weiden. Dies ist ganz klar ein Plädoyer für Fleisch aus artgerechter Produktion. Das Fettsäurenmuster im Fleisch dieser Tiere ist wesentlich gesünder, als das aus konventioneller Produktion, bei der die Tiere massenweise Kohlenhydrate aus Getreide bekommen und sich nicht genügend bewegen dürfen.[35,36]

Im Fleischfett von Wiederkäuern, also beispielsweise bei Rind- oder Ziegenfleisch, ist darüber hinaus eine ganz besondere ungesättigte Fettsäure enthalten, die konjugierte Linolsäure (CLA). Ihr werden positive physiologische Wirkungen zugeschrieben: Sie soll krebshemmend wirken, Atherosklerose vorbeugen, das Wachstum von Muskeln und Knochen fördern, die Einlagerung von Fett in die Depots hingegen vermindern.[37]

Die Fettqualität steuern. Aus der geschilderten Situation folgt, dass beim Verzehr tierischer Produkte – mit Ausnahme von Fisch – immer auf relative Fettarmut zu achten ist.

Nicht um insgesamt fettarm zu leben, sondern um die Basis für eine verbesserte Fettqualität zu legen. Wer vorwiegend fettarmes Muskelfleisch verzehrt bzw. bei fetteren Teilstücken möglichst viel sichtbares Fett entfernt, kann das »richtige« Fett z. B. in Form von Oliven- oder Rapsöl bei der Zubereitung der Beilagen – Gemüse und Salat – großzügiger einsetzen.

Pragmatisch wäre, bei Fischmahlzeiten Olivenöl und bei der Zubereitung von Fleisch Rapsöl einzusetzen, um ein jeweils günstiges Omega-6- zu Omega-3-Fettsäurenmuster zu erzielen. Zusätzlich sollte man auch immer wieder andere pflanzliche Lebensmittel mit interessantem Gehalt an Omega-3-Fettsäuren essen. Neben Walnüssen und Leinsamen sind das vor allem grüne Blattgemüse wie Spinat, Mangold und Portulak.

Richtige Trennkost. Bei neuzeitlichen Jäger- und Sammler-Gesellschaften kann man beobachten, dass sie ihre wenigen Kohlenhydrate überwiegend pur, als Zwischenmahlzeit konsumieren.[38] Dagegen wird Eiweiß – in erster Linie Fleisch von großen und kleinen Tieren oder Fisch – meist in Kombination mit Fett gegessen. Also in einer Zusammenstellung, wie sie bereits von Natur aus in diesen Lebensmitteln vorliegt.

Tatsächlich ist die Kombination aus Protein und Fett im Essen nach heutigem Wissen für den Stoffwechsel unproblematisch. Hingegen bringt die Kombination von Kohlenhydraten und Fett oxidativen Stress ins Blut. Die Kohlenhydrate im Essen ziehen einen erhöhten Blutzucker, und dieser wiederum eine Insulinausschüttung nach sich. Dadurch hemmen sie die Fettverbrennung, regen die Leber zur vermehrten Produktion von VLDL-Cholesterin und dessen Freisetzung in den Blutkreislauf an. Daraus entstehen dann die Triglyceride, ein weiteres Blutfett mit Risikocharakter. Zu allem Übel bewirkt Insulin auch noch, dass das LDL-Cholesterin sich in besonders kleine dichte LDL-Partikel verwandelt, die noch stärker atheroseskleroseförderend[39] wirken.

Alle Welt spricht von der Hay'schen Trennkost, doch die propagiert genau das Falsche: Kohlenhydrate plus Fett – das dürfte der Gesundheit eher schaden als nützen! Also wenn schon Trennkost, dann die evolutionäre Trennkost. Das heißt, wer nicht auf Getreide, Kartoffeln oder Reis verzichten mag, kombiniert sie besser mit Obst und Süßem, Zucker oder Honig als mit Fett!

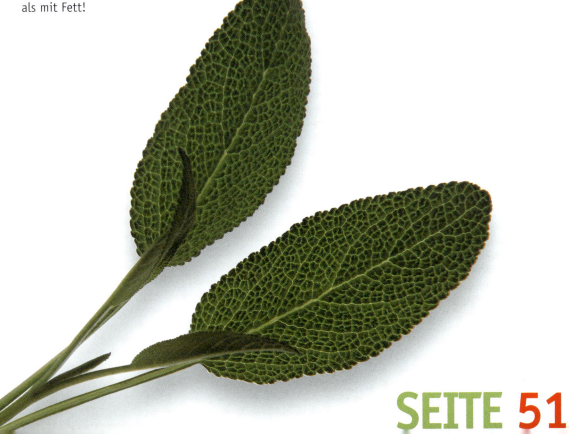

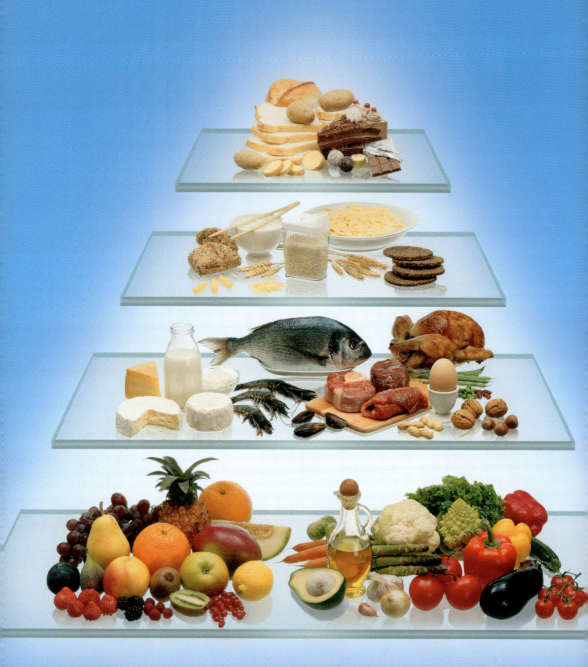

SEITE 52

Gesund und schlank mit der LOGI-Methode. An der Medizin-Fakultät der Harvard Universität (Boston, USA), der weltweit einflussreichsten Forschungsinstitution in Sachen Gesundheit, haben Stoffwechselexperten die neuesten wissenschaftlichen Erkenntnisse zusammengetragen und auf dieser Basis ein neues Ernährungskonzept entwickelt.[1,2] Als ideale Basis für die tägliche Ernährung. Für jedermann! Für Personen mit Normalgewicht, die dauerhaft gesund und schlank bleiben wollen. Und genauso für alle Personen mit mehr oder weniger stark ausgeprägtem Übergewicht, um das überflüssige Körpergewicht zu reduzieren: die LOGI-Methode.

LOGI steht für »Low Glycemic and Insulinemic Diet«. Was auf Deutsch soviel heißt wie »Ernährungsmethode zur Förderung eines niedrigen Blutzucker- und Insulinwertes«. Im Klartext: die Mahlzeiten nach der LOGI-Methode lassen den Blutzuckerspiegel und die Insulinausschüttung nur in geringem Maße ansteigen. Und das bringt letztlich viele weitere gesundheitliche Vorteile mit sich, zum Beispiel werden auch die Blutfettwerte gesenkt und der Bildung von Fettdepots wirkungsvoll vorgebeugt.

Die LOGI-Pyramide. Um die neue Ernährungsbotschaft allen zu vermitteln, wurde die LOGI-Pyramide entwickelt. Sie setzt die LOGI-Methode optisch um.

Stärkefreies bzw. stärkearmes Gemüse und Obst stellen die Basis der Ernährung dar. Von Salaten und Gemüse kann man täglich reichlich essen – im Prinzip so viel man kann und will. Ideal, wenn dabei der Schwerpunkt auf den stärkearmen, ballaststoffreichen Vertretern aus dieser Lebensmittelgruppe liegt. Sie sättigen am besten, und da ihr Glykämischer Index zudem äußerst niedrig ist, beeinflussen sie den Stoffwechsel in idealer Weise (siehe Tabelle Seite 36).

Auch Obst kann man im Prinzip reichlich essen. Ideal sind beispielsweise die verschiedenen Beerensorten. Bei sehr süßen Früchten ist es allerdings geschickter, jeweils nur kleine Portionen zu naschen. Denn je süßer die Frucht, desto größere Mengen Zucker bzw. Kohlenhydrate können sie enthalten und so eine relativ hohe Glykämische Last bewirken. Für den Gemüse- und Obst-Konsum gilt auch bei der LOGI-Methode die bekannte »Fünf am Tag«-Empfehlung. Allerdings sollte die Gewichtung auf mindestens drei Portionen Gemüse liegen, ergänzt durch zwei Portionen Obst pro Tag.

Abb. linke Seite: Die LOGI-Pyramide nach Prof. Dr. David Ludwig (Harvard Universitätsklinik, Boston USA); übersetzt und modifiziert von Dr. Nicolai Worm mit Genehmigung des Autors.

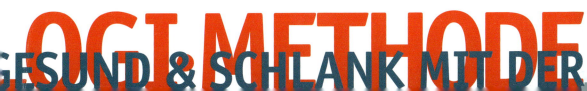

Die meisten Getreideprodukte, vor allem Brot und Backwaren aus raffiniertem Mehl (Weißmehl), aber auch Kartoffeln, Süßwaren und alle mit Zucker gesüßten Getränke sind bei der LOGI-Pyramide hingegen in der Spitze positioniert. Davon sollte man selten bzw. so wenig wie möglich essen.

In die vorletzte Stufe der stoffwechselfreundlichen LOGI-Ernährung wurden alle Vollkornprodukte (Vollkornbrot, Müsli, Kekse), Basmati- und brauner Reis sowie Nudeln bzw. Teigwaren aus Hartweizen verschoben. Das bedeutet für die Praxis, dass man sie zwar nicht aus der Ernährung verbannen muss, aber doch nur in Maßen essen sollte. Denn obwohl diese Lebensmittel nur einen mittleren Glykämischen Index aufweisen, erzeugen sie aufgrund ihres hohen Kohlenhydratanteils bei der üblichen Portionsgröße eine relativ hohe Glykämische Last.

Eine große Rolle spielen in der Ernährung nach der LOGI-Methode die Eiweißlieferanten: Fisch, Geflügel und Fleisch, Eier, Milch und Milchprodukte auf der tierischen sowie Nüsse und Hülsenfrüchte auf der pflanzlichen Seite. Diese Nahrungsmittel können täglich in jede Mahlzeit – aber in moderaten Mengen – eingebaut werden. Erste Wahl bei Fleisch und Fleischwaren sind immer die fettarmen Varianten. Auch bei Milch und Milchprodukten sollte man die besonders fettreichen und sahnehaltigen Produkte meiden und die normalfetten (3,5% Fett) bevorzugen.

Wichtig sind Produkte mit hohem Anteil einfach ungesättigter Fettsäuren und Omega-3-Fette, um die Fettqualität insgesamt günstig zu beeinflussen. Deswegen darf der Seefisch (Makrele, Lachs etc.) durchaus fett sein. Und die fettgesunden Nüsse gibt es sowieso nur in ihrer natürlichen Fettstufe.

Großen Einfluss auf die Fettqualität hat die Verwendung von Oliven- und Rapsöl. Diese Öle verschieben sich bei der LOGI-Methode auf die breite Basis zu Gemüse und Salaten – mit der Empfehlung sie in moderaten Mengen, aber auch nicht zu wenig davon zu verwenden! Wie alle Fette standen sie bisher in der Spitze der herkömmlichen Pyramide, mit dem Hinweis, sie so weit möglich zu meiden. Diese Zeiten sind vorbei!

Alles Atkins, oder was? Vielleicht fragen Sie sich jetzt: Entspricht das nicht der Atkins-Diät? Nein, tut es nicht! Atkins schränkt die Kohlenhydrataufnahme radikal ein.

Nach der Theorie von Atkins ist es entscheidend, dass man eine ketogene Diät einhält. Das bedeutet, so wenige Kohlenhydrate übers Essen aufzunehmen, dass der Körper keine Zuckerreserven mehr anlegen kann. Er muss seinen Energiebedarf dann aus anderen Treibstoffen beziehen. Primär läuft die Energiegewinnung in einer solchen Stoffwechselsituation über die Fettverbrennung, bei der Ketone entstehen, die dann den Zellen an Stelle von Zucker als Energielieferanten dienen. Damit kommt der Körper in eine Ketose. Klingt gefährlich – ist es aber nicht. Dieser Stoffwechselweg war in der Evolution der Menschheit aufgrund ständiger Kohlenhydratknappheit gang und gäbe. Heute ist bekannt, dass es nicht entschei-

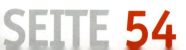

dend ist, den Zustand der Ketose zu erreichen, um günstige Stoffwechselreaktionen oder einen Gewichtsverlust zu erreichen. Es genügt eine deutliche Kohlenhydratreduktion. Es gilt nicht, den Stoffwechsel komplett umzukrempeln! Aufgrund seiner Ketose-These legt Atkins das Hauptgewicht auf eiweiß- und fetthaltige Lebensmittel. Stärkefreies Gemüse darf unbegrenzt gegessen werden, aber Kohlenhydratträger wie Obst, Vollkornbrot und Nudeln empfiehlt er, wegen ihres Kohlenhydratgehalts am besten komplett vom Speiseplan zu verbannen. Und die Atkins-Diät legt auch keinen Wert auf eine optimierte Fettqualität (siehe Seite 44 ff.). Der weit gehende Verzicht auf Obst dürfte für viele eine erhebliche Minderung der Lebensqualität bedeuten und bewirken, dass sie diese Ernährung nicht lange durchhalten. Außerdem kann die Versorgung mit Vitaminen, Mineralien und Basenbildnern kritisch werden, was gesundheitliche Risiken nach sich zieht (siehe Seite 41).

Also doch nach dem GLYX essen? Vielleicht fragen Sie sich jetzt: Ist die LOGI-Methode nicht wie die GLYX- oder die Montignac-Diät? Nein, ist sie auch nicht!

Bei der GLYX-Diät ist man aufgefordert, reichlich Fatburner zu essen. Das sind vermeintlich auch Müsli, Vollkorn- und Schrotbrot, Pumpernickel, Vollkornnudeln, Vollkornreis etc. Das Essen ist also – trotz GLYX-Bewusstseins – recht kohlenhydratreich und entsprechend eher eiweiß- und fettarm. Genau dieses Ernährungsmuster will die LOGI-Methode aber vermeiden!

Darüber hinaus verteufelt Montignac auch noch – ohne wissenschaftliche Basis – alle tierischen Fette. Bei der LOGI-Methode werden tierische Fette nicht diskreditiert, denn das wäre physiologisch unsinnig. Für die Verbesserung des Fettstoffwechsels spielt es keine Rolle, ob tierische Fette verzehrt werden oder nicht! Es ist nämlich ein entscheidender Unterschied, ob man tierisches Fett bzw. gesättigte Fettsäuren und Eiweiß im Rahmen einer kohlenhydratreichen oder einer kohlenhydratreduzierten, ballaststoffreichen Kost zuführt. Neue Studien belegen: Eine Kost mit rund 30 Prozent Eiweiß und rund 60 Prozent Fett, die überwiegend aus tierischen Lebensmitteln stammen, verbessert die Blutfettwerte deutlich und senkt den Insulinspiegel, wenn die Kohlenhydrate auf etwa zehn Prozent der Energiezufuhr reduziert werden.[3-7]

Die LOGI-Methode vereint im Grunde alle sinnvollen und vorteilhaften Aspekte der beschriebenen Diäten, vermeidet aber deren Ungereimtheiten und überflüssige Komplikationen. Die LOGI-Methode ist eine moderne Adaptation der Ur-Ernährung des Menschen. Zudem ist sie ganz einfach umzusetzen. Sie ist im Grunde eine reine Lebensmittelempfehlung. Sie erfordert weder die Berechnung von Kalorien, noch von Nährstoffrelationen oder das Einhalten strenger Diätphasen mit unterschiedlichen Nahrungsmitteln. Die LOGI-Methode ist eine Anleitung zur Gewichtung von Lebensmitteln: Sie gibt eine Orientierung, von welchen Lebensmitteln man weniger und von welchen man mehr essen sollte, um gesund und fit und schlank zu werden und zu bleiben. Jeder kann das Prinzip mit Hilfe der LOGI-Pyramide ganz einfach verstehen und auch problemlos in die tägliche Praxis umsetzen.

Mit LOGI fit und schlank. Die vielen Vorteile der Ernährung nach LOGI tragen dazu bei, gesund und schlank zu bleiben. Aber genauso ideal ist LOGI als langfristige Ernährung für alle, die Übergewicht abbauen oder das aktuelle Körpergewicht halten wollen. Die LOGI-Methode ist nach heutigen Erkenntnissen der einzig erfolgversprechende Weg dem ewigen Jojo-Effekt zu entkommen. LOGI ist simpel, da die Methode auf nur vier einfachen Prinzipien basiert. Auf komplizierte Reglementierungen kann sie verzichten.

Der Erfolg von LOGI ist darauf zurückzuführen, dass diese Methode den Körper in vier entscheidenden Aspekten überlistet. LOGI setzt die natürlichen Abwehrmechanismen des Körpers gegen das Abnehmen weitgehend außer Kraft: Wer sich nach LOGI-Empfehlungen ernährt, nimmt mehr als reichlich essenzielle Aminosäuren und essenzielle Fettsäuren auf. Denn die Kost ist eiweißbetont und strebt eine genügend hohe Fettzufuhr an. Erst dadurch wird die Vitalstoffzufuhr ausgewogen und ausreichend. Mit LOGI wird dem Körper nie auch nur die Spur eines Mangels oder einer suboptimalen Zufuhr signalisiert. Er hat deswegen keine Veranlassung, sein Ökoprogramm einzuschalten und seinen Energieumsatz zu senken. Es besteht für ihn auch kein Anlass, spezielle Signalstoffe aus dem Notprogramm »Überlebensstrategie« – z. B. Insulin – in den Blutkreislauf zu schicken und einen Bärenhunger auszulösen, um dem drohenden Hungertod zu entrinnen.

Da die LOGI-Methode darüber hinaus reich an Sattmachern und arm an Hungermachern ist, unterstützt sie das Abnehmen ohne Hungerqualen in jeder Hinsicht. Aufgrund der optimierten Nährstoffzufuhr baut man speziell ungeliebte Fettmasse ab, während das wertvolle Körpereiweiß – Muskeln, Bindegewebe, Blut- und Immunkörper – maximal geschont wird.

LOGI METHODE
DIE 4 PRINZIPIEN DER

1. Prinzip: Massig essenzielle Nährstoffe. Die meisten herkömmlichen Diäten legen ihren Schwerpunkt auf eine Mischkost mit verhältnismäßig niedriger Energiezufuhr – im weitesten Sinn also FdH, friss die Hälfte.

Im Rahmen einer solchen Diät mit beispielsweise 1.500 Kalorien am Tag muss man sich meist strikt an vorgegebene Rezepte halten, um das Kalorienziel nicht zu überschreiten. Aber: Wer weniger Mischkost isst, nimmt nicht nur weniger Kalorien, sondern auch weniger Nährstoffe auf – und zwar auch von den lebenswichtigen, den essenziellen Nährstoffen. Deswegen signalisiert eine solche Ernährungsform unserem Körper immer eine relative Notsituation.

Die noch immer populärste Methode, um das Gewicht zu halten bzw. abzunehmen, ist eine fettarme Ernährung. Für die Kohlenhydrat- und Kalorienmengen gibt es dabei keine konkreten Empfehlungen. Allerdings ist eine sehr kohlenhydratreiche Kost entsprechend arm an Fett- und Eiweißträgern. Es könnte unter Umständen zu einer Unterversorgung mit den essenziellen Fett- und Aminosäuren aus diesen Lebensmitteln kommen. Und man darf nicht vergessen: Kohlenhydrate sind nicht essenziell – sie sind für den Menschen nicht überlebenswichtig. Fettsäuren und Aminosäuren aus Eiweißen hingegen schon. Deswegen empfindet der Körper eine fett- und eiweißarme Ernährungsform immer als Notsituation!

Acht Eiweißbausteine (Aminosäuren), zwei Fettsäuren sowie die Vitamine, Mineralstoffe und Spurenelemente sind für den Menschen essenziell. Diese kann der Organismus nicht selber herstellen, er ist auf die tägliche Zufuhr mit der Nahrung angewiesen, damit alle Körperfunktionen optimal ablaufen können. Es gibt Empfehlungen für die täglichen Mindestmengen. Das heißt aber nicht, dass diese Mindestmengen den optimalen Zufuhrmengen entsprechen.

Zum Teil kommen bei höherer Zufuhr zusätzliche positive Effekte zum Tragen. Ein Beispiel: Bei reichlicher Eiweißzufuhr bleibt der Blutzuckerspiegel während der Nüchternphasen auf einem gleichmäßigen Niveau, vor allem während der langen Nachtstunden. Blutzuckerspitzen und Hungerattacken durch eine Unterzuckerung sind nicht zu erwarten – Über(fr)essen aufgrund eines physiologischen Ungleichgewichts ist quasi ausgeschlossen. Die logische Schlussfolgerung daraus: Zum reinen Überleben brauchen wir nicht viel Eiweiß, um schlank zu bleiben aber schon!

Die Versorgung mit lebenswichtigen Vitaminen, Mineralien und Spurenelementen kommt übrigens keineswegs zu kurz, wenn vergleichsweise geringe Mengen der angeblich so gesunden Nahrungsmittel wie Vollkornbrot oder Kartoffeln verzehrt werden. Mittlerweile steht fest, dass die Bedeutung dieser Nahrungsmittel maßlos überschätzt wird: Eine amerikanische Studie untersuchte kürzlich, welche Nährstoffe in der Bevölkerung kritisch sind. Also bei welchen die empfohlene Verzehrsmenge im Bevölkerungsdurchschnitt nicht erreicht wird. Es sind in absteigender Rangfolge: Zink, Calcium, Magnesium, Vitamin A, Vitamin B6, Eisen, Vitamin C, Folsäure, Vitamin B1, Vitamin B2, Phosphor, Niacin und Vitamin B12.[1] Zink ist also der kritischste Nährstoff, die empfohlene Tageszufuhrmenge wird nur von 27

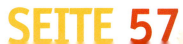

Prozent der Bevölkerung erreicht! Am wenigsten bedenklich – von den genannten Nährstoffen – ist die Versorgung mit Vitamin B12. Immerhin erreichen durchschnittlich 83 Prozent der Amerikaner die Zufuhrempfehlungen. Die Ergebnisse dieser Untersuchung sind sicherlich zu einem großen Teil auf viele andere Länder mit typisch westlichem Ernährungsmuster übertragbar.

Welche Nahrungsmittelgruppen am besten dazu beitragen können für diese kritischen Nährstoffe die zur Zeit gültigen Zufuhrempfehlungen zu erreichen, haben Wissenschaftler berechnet. Das Ergebnis: Den höchsten Beitrag dazu leistet Gemüse. Wer mehr Gemüse isst, optimiert automatisch die Zufuhr der kritischen Nährstoffe. Ebenfalls einen großen Beitrag zur Bedarfsdeckung können Fisch und Meeresfrüchten leisten, gefolgt von Fleisch, gefolgt von Obst. Die Bedeutung von Milch und Milchprodukten sowie Vollkorn-Getreideprodukten zur Bedarfsdeckung ist hingegen sehr viel geringer.[2] Die nebenstehende Tabelle demonstriert, wie stark die Lebensmittelgruppen zur Bedarfsdeckung des jeweiligen Nährstoffs beitragen können. Keine Überraschung also, dass bei einem Tageskostplan, der weder Brot oder Gebäck, noch Reis, Kartoffeln oder Nudeln enthält, dafür aber viel Gemüse, Obst, Fisch und Fleisch, die Empfehlungen für die Nährstoffzufuhr spielend erreicht werden.

In vieler Hinsicht sind auch Milch und Milchprodukte fast unverzichtbar. Während Getreideprodukte bei keinem kritischen Nährstoff nenneswert zur Bedarfsdeckung beitragen, sind Milch und Milchprodukte für die Kalzium-Versorgung die absolute Nummer 1! Außerdem sind die fettreicheren Milchprodukte sehr gute Quellen für Vitamin B2 und Vitamin D. Bei Milchzucker-Unverträglichkeit werden häufig Sauermilchprodukte vertragen. Dann kann der Kalziumbedarf darüber gedeckt werden. Wer auch diese Lebensmittel nicht verträgt oder mag, sollte auf Kalzium-Präparate ausweichen. Die Kalziumausnutzung aus natürlichen Produkten ist allerdings deutlich höher!

Fazit: Die LOGI-Methode liefert alle lebenswichtigen Nährstoffe im Überfluss. Aber gleichzeitig stecken weniger Kalorien in dieser Nahrung als der Körper an Energie benötigt. Das ist die Basis für gesundes, erfolgreiches Abnehmen.

▸▸ Nährstoffdichte pro 100 kcal. bei verschiedenen Nahrungsmittelgruppen.

	Getreide/Vollkorn	Vollmilch	Obst	Gemüse	Fisch/Meeresfrüchte	Mageres Fleisch	Nüsse und Samen
Vitamin B1 (mg)	0,12	0,06	0,11	0,26	0,08	0,18	0,12
Vitamin B2 (mg)	0,05	0,26	0,09	0,33	0,09	0,14	0,04
Vitamin B3 (mg)	1,12	0,14	0,89	2,73	3,19	4,73	0,35
Vitamin B6 (mg)	0,09	0,07	0,20	0,42	0,19	0,32	0,08
Vitamin B12 (µg)	0,00	0,58	0,00	0,00	7,42	0,63	0,00
Folsäure (µg)	10,30	8,10	25,00	208,30	10,80	3,80	11,00
Phosphor (mg)	90,00	152,00	33,00	157,00	219,00	151,00	80,00
Vitamin C (mg)	1,53	74,20	221,30	93,60	1,90	0,10	0,40
Vitamin A (RE)	2,00	50,00	94,00	687,00	32,00	1,00	2,00
Eisen (mg)	0,90	0,08	0,69	2,59	2,07	1,10	0,89
Magnesium (mg)	32,60	21,90	24,60	54,50	36,10	18,00	35,80
Calcium (mg)	7,60	194,30	43,00	116,80	43,10	6,10	17,50
Zink (mg)	0,67	0,62	0,25	1,04	7,60	1,90	0,60
Gesamtergebnis*	44	44	48	81	65	50	38

Die Nahrungsmittelgruppen repräsentieren einen Querschnitt zugehöriger Lebensmittel.

* In das Gesamtergebnis sind die Punkte für die Einzelplatzierung je Nährstoff wie folgt eingeflossen: 7 Punkte   6 Punkte   5 Punkte   4 Punkte   3 Punkte   2 Punkte   1 Punkt

Bester Wert   **Schlechtester Wert**

2. Prinzip: Viele Sattmacher. Wesentliche Faktoren, die zur Sättigung einer Mahlzeit beitragen, sind einerseits das Gewicht und andererseits das Volumen einer Mahlzeit. Ganz unabhängig davon, wie hoch der Energiegehalt der jeweiligen Speise ist, beeinflusst das Volumen der Nahrung die Sättigung. Denn wir Menschen sind darauf geeicht, immer ein bestimmtes Gewicht, beziehungsweise eine bestimmte Menge an Nahrung aufzunehmen. (3)

Wenn die Magenwand nach Verzehr einer voluminösen Speise entsprechend gedehnt wird, signalisiert dies Sättigung. Doch großes Volumen allein genügt nicht. Dies könnte ja auch durch Luft erzielt werden. Aber ein Soufflé beispielsweise suggeriert nur den Augen großes Volumen: Da es kaum Gewicht hat, schrumpft es spätestens im Magen auf sein wahres Nichts zusammen. Am besten sättigt eine Kombination aus voluminösen und gleichzeitig schweren Nahrungsmitteln. Schwergewicht wird vor allem durch einen hohen Wasseranteil erzielt. Je höher der Wasseranteil eines Lebensmittels, desto höher sein Gewicht. Praktisch, dass vor allem die verschiedenen Ballaststoffe Wasser besonders gut in den Lebensmitteln binden. Das macht Lebensmittelempfehlung einfach: Am meisten Volumen und Gewicht bei gleichzeitig äußerst geringem Energiegehalt haben die stärkearmen Salat- und Gemüsesorten sowie die zuckerarmen Beeren und Früchte!

Als dritter wesentlicher Faktor trägt der relative Anteil von Eiweiß, Kohlenhydraten und Fett einer Mahlzeit zur Sättigung bei. Eiweiß löst eine besonders ausgeprägte Sättigung aus. Fette sättigen längst nicht so gut und Kohlenhydrate weit weniger als Eiweiß. Der Körper reagiert empfindlich auf eine unzureichende Eiweißzufuhr und wird – über den Appetit gesteuert – schnell versuchen, durch entsprechende Nahrungsauswahl an mehr Eiweiß zu kommen. Schade und enorm ungünstig, dass dieser Appetit dann meist mit kohlenhydratreichen Lebensmitteln gestillt wird. Auch die »Sattheit«, also die Zeitspanne bis wieder Hunger auftritt, hält nach einer eiweißreichen Kost besonders lange an. Das hat mit der günstigen Wirkung des Eiweißes auf den Blutzuckerspiegel zu tun: Bleibt der Blutzuckerspiegel niedrig, wird der kleine Hunger zwischendurch unterdrückt.

Fazit: Eiweißreiche Mahlzeiten helfen mit verhältnismäßig wenig Kalorien auszukommen: Dank ihrer guten Sättigung und lang anhaltender Sattheit.

3. Prinzip: Wenig Hungermacher. Von den verschiedenen Faktoren, die Hungersignale auslösen, geht die stärkste Wirkung wahrscheinlich von einem niedrigen Blutzuckerspiegel aus.

Das Verlangen nach Essen meldet sich etwa zwölf Minuten nachdem der Blutzuckerspiegel um acht Prozent unter seinen Normalwert gerutscht ist. Hunger verleitet zur Nahrungssuche. Und dank der heutigen Lebensbedingungen wird diese wahrscheinlich auch immer von Erfolg gekrönt sein – der Hunger wird befriedigt. Aber ebenso wahrscheinlich nicht immer mit den sinnvollen LOGI-gemäßen Lebensmitteln. Denn den Kohlenhydraten ist kaum zu entkommen, an jeder Ecke werden Getreideprodukte wie Pizza, Baguette, Sandwiches, Brezeln, Kekse, Riegel etc. angeboten. Je mehr man davon isst und je raffinierter und zuckerreicher die Nahrungsmittel, desto rascher steigt der Zuckerspiegel im Blut wieder an. Das setzt einen tückischen Kreislauf in Gang. Denn entsprechend stark ist auch der anschließende Insulinausstoß, und dieser senkt den Blutzucker entsprechend schnell wieder. Mehr noch: Selbst wenn der Blutzuckerspiegel schon wieder auf Normalwerte gesunken ist, kreist immer noch ein Insulin-Überschuss im Blut. Die Folge ist, dass die Blutzuckerkonzentration noch weiter absinkt. Das löst die nächste Hungerattacke aus. Zusätzlich stellt Insulin alle Zellen auf Energiespeicherung ein. Fettabbau ist in dieser Situation kaum möglich![4,5]

Entscheidende Bedeutung für die Blutzuckerregulation hat auch die Leber. Bei Zuckermangel im Blut, gibt die Leber ein wenig von ihren Zuckerreserven (Glykogen) ab. Dadurch kann sie zunächst über einen akuten Hungerschub hinweghelfen. Auch noch über den nächsten, wenn der Blutzuckerspiegel wieder unter seinen Basiswert gefallen ist und sich erneut Hunger einstellt. Vielleicht auch noch über den darauf folgenden und so weiter – dieses Hin und Her geht so lange ohne Nahrungsaufnahme gut, wie die Leber den Bedarf aus ihren Vorräten decken kann. Richtig effektiv kann sie den Blutzuckerspiegel aber nur dann im Lot halten, wenn man sich kontinuierlich eiweißreich ernährt.[6] Denn bei reichlicher Eiweißversorgung baut die Leber aus Aminosäuren, das sind die Eiweißbausteine, schnell und effektiv neue Glukose auf und schickt sie in den Blutkreislauf. Bei sehr kohlenhydratreicher Kost und entsprechend geringer Eiweißversorgung versagt dieser Mechanismus.

Eine kohlenhydratreiche Ernährung hat noch einen weiteren großen Nachteil im Hinblick auf Hunger- und Sättigung: Die Nüchtern-Blutzuckerspiegel sinken bei hoher Kohlenhydratzufuhr mit der Zeit immer weiter ab.[4] Je niedriger, desto größer ist der Hunger nach längeren Phasen ohne Nahrungszufuhr – insbesondere zum Frühstück. Studien belegen, dass Menschen mit einer Ernährung, die den LOGI-Empfehlungen entspricht, ohne Hunger zu verspüren, im Tagesdurchschnitt bis zu 25 Prozent weniger Kalorien aufnehmen.[7]

Fazit: Eine Senkung der Kohlenhydratzufuhr, vor allem der Kohlenhydrate mit hohem Glykämischen Index, und eine Anhebung der Eiweißzufuhr hilft, Hungeratacken zu vermeiden.

4. Prinzip: Viele Energy-Booster. Treffend übersetzt könnte das »Energieverbrauchs-Ankurbler" lauten.

Ein gutes Beispiel dafür, dass es sich manchmal kaum vermeiden lässt, englische Begriffe zu verwenden, weil sie so kurz und prägnant sind. Was können diese Energy-Booster? Tatsächlich helfen einige Nahrungskomponenten, den Energieumsatz ganz ohne Einsatz von Muskelaktivität anzuheben. Und zwar über den so genannten Spezifisch Dynamischen Effekt oder Thermischen Effekt (TE) – im Grunde »verschenkte« Energie. Dieser Spezifisch Dynamische Effekt erklärt sich durch den Energiebedarf, den die energieliefernden Nährstoffe für ihre eigene Verdauung und Stoffwechsel verbrauchen. Und er unterscheidet sich je nach Energieträger – Eiweiß, Fett oder Kohlenhydrate – erheblich. Darüber hinaus wird nach einer eiweißreichen Mahlzeit die Wärmeproduktion im Körper angeregt. Die dadurch freigesetzte Energie wird über die Haut abgegeben – sie verpufft. Dadurch verheizt man quasi zusätzlich Kalorien, ohne weniger essen oder sich mehr bewegen zu müssen.

Eiweiß ist der bekannteste Energy-Booster. Die Verdauung von Nahrungseiweiß und die Umbauprozesse in körpereigenes Eiweiß bedeuten für den Körper einen sehr viel höheren Energieaufwand, als entsprechende Stoffwechselprozesse für Fett und Kohlenhydrate.[8]

Etwa 20 bis 30 Prozent des Energiegehalts, der über Eiweiß aufgenommen wird, werden gleich wieder in die eigene Verdauung investiert. Dieselben endogenen Prozesse für den Kohlenhydratstoffwechsel erfordern nur zehn bis 15 Prozent der zugeführten Energie aus Kohlenhydraten, bei Fett sind es sogar nur etwa neun Prozent. Wenn also für die Verdauungs- und Stoffwechselprozesse immer eine erhebliche Menge Energie aufgewendet werden muss, geht das auch in die Energiebilanz entsprechend ein – das heißt man »spart" Kalorien. Wer eiweißreich isst, kann im Vergleich zu einer kohlenhydratreichen, fett- und eiweißarmen Kost in 24 Stunden etwa 220 Kalorien einsparen! Ohne sich eine einzige Kalorie in der Nahrung zu verkneifen, nimmt man dadurch im halben Jahr theoretisch sechs bis sieben Kilogramm ab.

Omega-3-Fettsäuren sind erst kürzlich als Energy-Booster erkannt worden.[9] Sie kommen besonders reichlich in Fischfetten und in artgerecht produziertem Fleisch vor.

Die langkettigen, hoch ungesättigten Fettsäuren aktivieren bestimmte Gene im Körper, die für die Fettverbrennung zuständig sind. Dadurch regen sie den Fettabbau an und helfen, der Entwicklung von Übergewicht vorzubeugen, ja sogar Übergewicht abzubauen. Nicht nur die tierischen Omega-3-Fettsäuren, auch die pflanzliche alpha-Linolensäure wird bevorzugt umgesetzt. Sie ist in größeren Mengen in Walnüssen, Leinsamen, Lein-, Raps-, Walnuss- und Hanföl enthalten.

Einfach ungesättigte Fettsäuren, wie die Ölsäure, regen die Fettverbrennung eher an. Sie helfen dabei, besser abzunehmen.[10] Sie werden im Stoffwechsel quasi schneller »verbrannt«, als gesättigte Fettsäuren mit vergleichbarer Kettenlänge.

Und auch schneller als Linolsäure, eine Omega-6-Fettsäure, die für viele pflanzliche Fette typisch ist. Rapsöl bietet eine ideale Kombination aus viel Ölsäure und viel alpha-Linolensäure. Aber auch Olivenöl ist aufgrund seines Fettsäurenmusters empfehlenswert und durchaus erhitzbar, denn Ölsäure ist nicht hitzelabil.

Kalzium wurde auch erst in den letzten Jahren als Energy-Booster entlarvt.[11,12] Eine hohe Kalziumzufuhr aktiviert verschiedene Gene, die die Ausschüttung von Hormonen stimulieren, die wiederum die Einlagerung von Fett in die Fettzellen bremsen.

Selbst bei überkalorischer Ernährung. Und bei unterkalorischer Ernährung, z. B. bei energiereduzierten Diäten zur Gewichtsreduktion, sorgen sie sogar dafür, dass das Fett aus den Fettzellen verbrannt wird. Auch die Wärmeabgabe steigt. Bei einer kalorienreduzierten, sehr kalziumreichen Kost, 1.200-1.300 Milligramm Kalzium pro Tag, kann man deswegen bis zu 70 Prozent mehr Körpergewicht und bis zu 64 Prozent mehr Fett verlieren, als unter einer kalziumarmen Kost mit vergleichbarem Energiegehalt. Besonders stark ist der Schlankheits-Effekt, wenn das Kalzium aus Milch und Milchprodukten stammt: Reichlicher Konsum von Milch und Milchprodukten hilft Übergewicht zu vermeiden oder auch bestehendes Übergewicht wieder abzubauen.

Cayennepfeffer enthält Capsaicin. Dies kurbelt den Stoffwechsel bzw. Energieproduktion und Wärmeabgabe an.[13–15]

Nach Genuss einer mit Cayenne schön scharf gewürzten Speise ist der Energieverbrauch bis zu drei Stunden lang um bis zu 25 Prozent höher, als wenn das gleiche Gericht ohne diesen Pfeffer verzehrt wird. Wer seine Gerichte scharf würzt, kommt also nicht umsonst ins Schwitzen! Dabei wird auch noch die Fettverbrennung angeregt.

Koffein aus Kaffee und Tee kurbelt den Stoffwechsel an. Und erhöht dadurch über viele Stunden den Energieumsatz.[15,16]

Ein paar Tassen Kaffee oder Tee machen also nicht nur wach, sondern helfen auch beim Abnehmen – sofern man nicht oder nur sehr zurückhaltend mit Zucker süßt. Es spricht natürlich nichts gegen Süßstoff, um jeglichen Blutzuckeranstieg zu vermeiden.

LOGIsch besser leben. In den letzten Jahren haben nicht nur viele Betroffene die LOGI-Methode mit großem Erfolg eingesetzt. Auch zahlreiche Ärzte haben sie in heroischen Selbstversuchen getestet und als überaus wirksam bewertet.

Dr. P. Heilmeyer, Leitender Arzt der Reha-Klinik Überruh, Isny/Allgäu, schrieb:

Sehr geehrter Herr Dr. Worm,
vor einem Jahr begann ich, meine Ernährungsgewohnheiten entsprechend Ihren Empfehlungen nach der LOGI-Pyramide umzustellen, und habe dabei innerhalb weniger Wochen ausgeprägte, günstige Gewichts-und Stoffwechselveränderungen erzielen können.

Zu meiner Person: Ich bin 1950 geboren, 1,84 m groß und habe bis 2002 allmählich und ziemlich kontinuierlich von anfangs 74 kg (1970) über 78 kg (1980) und 80 kg (1990) auf zuletzt 89 kg (Ende 2001) zugenommen. Mein Körperfettanteil betrug zuletzt 23 Prozent.

Seit vielen Jahren betreibe ich relativ ausgiebig Ausdauersport (ca. 5–8 Std./Woche) und habe mich entsprechend der üblichen Ernährungsempfehlungen kohlenhydratreich und relativ fettarm ernährt. Unter diesem Ernährungsregime konnte ich auch bei erheblicher Steigerung meiner ausdauersportlichen Aktivitäten (tägliches Training im Urlaub) keine Gewichtsreduktion erreichen. Ich habe dann Anfang 2002 Lebensmittel mit hohem glykämischem Index (insbesondere Getreideprodukte, Reis, Kartoffeln und Bier) ganz erheblich eingeschränkt und dafür meine Eiweißzufuhr auf ca. 110 g/Tag erhöht. Als Beilagen zu warmen Mahlzeiten habe ich ausschließlich Gemüse und Salate gewählt, außerdem täglich ein- bis zweimal Fleisch oder Fisch gegessen. Außerdem habe ich mehr Quark und Joghurt (nicht fettarm) verzehrt. Zum Essen und abends habe ich statt Bier Wein pur oder in Form von Schorle (ca. 0,5 l täglich) getrunken. Auf süße Getränke bzw. gesüßten Tee oder Kaffee habe ich vollständig verzichtet.

Unter diesem Ernährungsregime kam es innerhalb von 3 Monaten zu einer Gewichtsabnahme von über 6 kg, mein Körperfettanteil sank von 23 auf 18 Prozent. Interessant waren auch die Veränderungen im Laborprofil. Mein Gesamt-Cholesterin sank von 260 auf 220 mg/dl, gleichzeitig stieg das HDL von 40 auf 55 an. Das Triglycerid/HDL-Verhältnis (Marker für Insulinspiegel) sank von 3,5 auf 1,2. Parallel zu diesen Gewichts- und Stoffwechselveränderungen (bzw. Veränderungen der Körperzusammensetzung) konnte ich feststellen, dass ich nach den Mahlzeiten wesentlich länger satt war und Heißhunger am Tag nicht mehr vorkam. Vor der Ernährungsumstellung war dies insbesondere nach sportlichen Aktivitäten oder nach längerer Nahrungskarenz häufig der Fall. Ich fühle mich insgesamt fitter und hoffe, in diesem Jahr den Schwarzwälder Skimarathon wieder mal mitlaufen zu können (letzter Start 1984).

Nach diesen persönlichen Erfahrungen bin ich fest davon überzeugt, dass Ihre Thesen und Vorschläge zur Veränderung gängiger Ernährungsempfehlungen absolut richtig sind und dringend –auf breiterer Basis – weiter erforscht werden müssen.

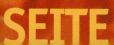

Dr. med. J. Scholl, Privatpraxis für Präventivmedizin, Rüdesheim am Rhein, schrieb:

Während meiner Facharztausbildung zum Internisten spielte das Thema Ernährung praktisch keine Rolle. Einmal ganz abgesehen davon, dass die Ernährungsgewohnheiten eines Assistenzarztes ohnehin nicht so gesund sind und von Hektik und »zwischendurch Essen« geprägt sind.

Seit ich mich 1995 mit der vorbeugenden Medizin zu beschäftigen begann, fiel mir natürlich auch die ein oder andere Studie zum Thema Ernährung in die Hände. Ich bemühte mich, etwas mehr Obst, Gemüse und Salate zu essen, hielt mich ansonsten aber an das, was man für die Ernährung eines Leistungssportlers für ideal hielt: nämlich Berge von Kohlenhydrate in jeder Form. »Hauptsache, man verbrennt sie wieder«, dachte ich mir.

Ärgerlich für einen Präventiv-Medziner fand ich die Tatsache, dass mein schützender HDL-Cholesterin-Wert bei gelegentlichen Laboruntersuchungen stets niedrig lag (35-40 mg/dl). Zwar war der LDL-Cholesterin-Wert nicht übermäßig hoch (ca. 120-130 mg/dl), jedoch wusste ich aus diversen Studien um die Bedeutung des HDL-Cholesterins für das langfristige Herz-Kreislauf-Risiko.

Nachdem ich einen Kontakt zu Ihnen geknüpft hatte und von Ihnen zum ersten Mal von der LOGI-Diät erfuhr, machte ich einen systematischen Selbstversuch: Ausgangsbasis war eine kohlenhydratreiche Ernährung mit geringem Fettanteil, bei der die Kohlenhydrate vor allem in Form von Toastbrot, weißen Brötchen, Kartoffeln, Reis und Nudeln zugeführt wurden. Damit lagen meine Cholesterinwerte wie folgt: Gesamtcholesterin 186 mg/dl, LDL-Cholesterin 126 mg/dl und HDL-Cholesterin 39 mg/dl.

Für zwei Wochen stellte ich dann meine Ernährung konsequent auf Produkte mit niedrigem glykämischen Index um und steigerte erheblich meine Fettzufuhr auf 40 Energieprozent. Die Kohlenhydrate bestanden vor allem aus Obst, einem großen abendlichen Gemüsegericht aus dem Wok, Weizenvollkornbrot und Spaghetti. Bei praktisch unverändertem LDL-Cholesterin (130 mg/dl) konnte ich damit mein HDL-Cholesterin auf 57 mg/dl steigern. Die LDL-HDL-Ratio verbesserte sich dadurch von 3,23 auf 2,28.

Die Zugabe von 50 g Nüssen pro Tag zu dieser Kost verbesserte die LDL/HDL-Relation noch einmal (auf 2,24). Meine sportlichen Aktivitäten (ca. 4-5 mal pro Woche leichtes Ausdauertraining) und mein Alkoholkonsum (an 3-4 Tagen pro Woche 3/8 l Wein) waren während der gesamten Zeit unverändert.

Vielleicht sollte man noch betonen, dass die Mittelmeerküchen ähnliche LOGI-Kost durch die vielen frischen Produkte nicht nur gesundheitlich wertvoll ist, sondern auch exzellent schmeckt.

Wolfgang M., ein Leser aus dem Odenwald, schrieb:

Sehr geehrter Herr Dr. Worm,
als übergewichtiger Genussmensch, Jahrgang 1944, Nichtraucher, habe ich Ihr Buch »Syndrom X – Ein Mammut auf dem Teller« in Griechenland aufmerksam gelesen. Sie haben da eine überzeugende Aufklärungsarbeit geleistet und noch niemand hat so klar verdeutlicht, warum es so viele Diabetiker gibt. Bei mir hat es im engsten Sinne des Wortes regelrecht »click« gemacht. Auf Märkten der Peloponnes haben meine Frau und ich Mandeln, Nüsse, Pistazien, Pinienkerne etc. besorgt, und wir haben die Absprache getroffen, künftig zur Kaffee-Stunde gibt es Steinzeitkost statt Arbeit für die Bauspeicheldrüse. Nun sind kaum vier Monate vorbei und ich ging zu einem befreundeten Allgemein-Mediziner, um alle Blutwerte prüfen zu lassen. Sie haben vollkommen Recht – Cholesterin, Triglyzeride alle (fast) in einem Normbereich! Mein guter Herr Doktor ist schon fast besorgt, dass die Werte weiter sinken würden.

Seit Jahrzehnten habe ich Triglyceride über 400 mg/dl – zuletzt bei 414. Der Cholesterin-Wert lag immer um 370 mg/dl – zuletzt bei 267. Im Ärztlichen Gemeinschaftslabor Karlsruhe wurden nun folgende Werte festgestellt: Trigyceride 181 mg/dl und das Cholesterin bei 229 mg/dl. Gleichzeit stieg das HDL-Choleterin von 33 auf 51,2.

Es gibt keine andere Erklarung: Die Steinzeitkost zeigt bereits nach drei Monaten bedeutende Wirkung! Mit diesen Zeilen möchte ich nur »Danke« sagen. Vielleicht schaffe ich mit der Steinzeitkost sogar noch eine Gewichtsreduktion. Eines scheint schon festzustehen – seit diesen Veränderungen der Essgewohnheiten nehme ich auch nicht mehr zu.

Lorenz R. schrieb:

Sehr geehrter Herr Dr. Worm,
ich möchte die Gelegenheit nutzen, Ihnen mitzuteilen, welche positiven Erfahrungen ich durch die Umstellung meiner Ernährungsgewohnheiten nach der von Ihnen empfohlenen neuen Ernährungspyramide – der LOGI-Pyramide – gemacht habe. Anfangs war es recht schwierig umzudenken, und sich an die neue Pyramide zu gewöhnen, denn jahrelang wurde von bekannten Ernährungspäpsten, der DGE und den Medien immer wieder klargestellt, Fett mache fett und Kohlenhydrate machten satt. So bestand meine Ernährung also gemäß der leider noch immer gängigen Ernährungspyramide aus folgenden Nahrungsmitteln:

- Die Basis bildeten Kohlenhydrate in Form von Kartoffeln, Reis und Nudeln, Brot und Getreideprodukte – so viel bis ich satt war.
- Obst, Gemüse und Salat nach Herzenslust.
- Käse und Milchprodukte nur in kalorienreduzierter Form (z.B. als Lightprodukt).
- Fleisch, Fisch und Geflügel nur selten und Wurst, Fisch nur als Lightprodukt.
- Fette, Öle, Butter vermied ich nach Möglichkeit ganz oder griff zu kalorienreduzierter Halbfettmargarine.

Natürlich kämpfte ich immer wieder mit meinem Gewicht, machte zahlreiche Diäten mit dem Resultat, dass sich mein Gewicht auf über 130 Kilo eingependelt hat und ich ein typischer Jo-Jo-Effekt Geschädigter war. Nachdem ich Ihr Buch »Nie wieder Diät« gelesen hatte, stellte ich meine Ernährung konsequent um.

- Die Basis bildet nun Obst und stärkefreies Gemüse, viel Salat mit Olivenöl.
- Auf der zweiten Stufe stehen nun Milchprodukte (keine Lightprodukte!), Fleisch, Fisch und Geflügel sowie Nüsse und Hülsenfrüchte.
- Die dritte Stufe bilden nun Vollkornprodukte, Nudeln und Reis.
- Ich meide nun Weißmehlprodukte (z.B. Gebäck), Süßigkeiten und auch die beliebten Kartoffeln – oder esse sie nur noch sehr wenig.

Nach jahrelangem Diäten stelle ich zunächst fest, dass ich erst einmal wieder richtig satt bin – und zwar auch ohne große Mengen von Kohlenhydraten in Form von Kartoffeln oder Brot. Die Sättigung hält zudem sehr lange an. Sämtliche Lightprodukte und kalorienreduzierte Lebensmittel haben wir aus unserem Kühlschrank verbannt, mit der Folge, dass nun auch meine Seele wieder satt ist. Das heißt, ich genieße das Essen seit langem wieder, denn Fett ist ja bekanntlich auch ein Geschmacksträger. Und das Gewicht? Ohne jede Anstrengung und ohne Verzicht habe ich nach 4 Wochen rund 4 kg abgenommen. Dies ist sicherlich auch auf die verstärkte Bewegung zurückzuführen, die ich in meinen Tagesablauf fest eingebaut habe. Durch den Genuss von vollwertigen Nahrungsmitteln und die Änderung des Lebensstils bemerkte ich auch, dass ich keinen Heißhunger mehr bekomme. Ich achte eigentlich nur darauf, so wenig wie möglich Kohlenhydrate in industriell verarbeiteter Form zu essen und der Rest geht ganz von alleine. Zwei kurz hintereinander durchgeführte Blutuntersuchungen zeigten außerdem ein verblüffendes Ergebnis. Trotzdem ich doch die »bösen Fette« in Form von Eiern und sogar Butter aß, war mein HDL-Cholesterin angestiegen und mein Gesamtcholesterin auf wundersame Weise im grünen Bereich. Auch die Triglyzeride, die vorher deutlich erhöht waren, sind nun im Normbereich.

Alles in allem habe ich durch Ihren Ansporn wieder zu einer vernünftigen und gesunden Ernährungsweise zurückgefunden, fühle mich wohl, satt und zufrieden. Die verlorenen Pfunde stehen dabei nicht im Vordergrund, sondern körperliche Fitness und allgemeine Gesundheit. Ich wünsche mir, dass Sie mit Ihren Büchern noch viele Menschen erreichen und dabei helfen, das Bewusstsein für gesunde Ernährung zu fördern.

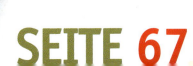

SEITE 67

Jeder kann abnehmen – zumindest kurzfristig. Das gelingt mit jeder Erbanlage und mit jeder Diät. Entscheidend ist, das Kaloriendefizit möglichst lange aufrechtzuerhalten. Und das ist wahrlich kein Zuckerschlecken: Dauerhaft weniger zuzuführen als der Körper verbraucht ist eine Tortur.

Wie brutal der tägliche Kampf gegen die eigenen, natürlichen Instinkte ist, wissen nur jene zu beurteilen, die es wenigstes einmal versucht haben. Die quälenden Hungersignale machen einen früher oder später mürbe. Das unaufhörliche Drängen des Körpers, endlich wieder Nahrung aufzunehmen, ist purer Überlebenstrieb. Kein Wunder also, dass die meisten jegliche Art von Diät nicht lange durchhalten. Da fragt man sich doch, warum der Körper bei Nahrungsentzug auf diese Weise reagiert und welche Mechanismen durch die reduzierte Energiezufuhr bei üblichen Diäten in Gang gesetzt werden.

Anfangs winkt Erfolg. Sobald der Körper keine Nahrung mehr bekommt, beginnt er von seinen Energiereserven zu zehren. Als erstes werden die Glykogenreserven angezapft. Da mit jedem Gramm Muskel- und Leberglykogen auch etwa drei Gramm Wasser abgebaut werden, scheint die Gewichtsreduktion am Anfang einer Diät immer besonders hoch.

Eine gute Motivation, aber Fett ist noch nicht geschmolzen. Sind die Glykogenreserven erschöpft, wird der Körper seinen ständigen Energiebedarf einerseits aus seinen Fettdepots, andererseits aber auch aus Muskeleiweiß speisen. Je weniger Eiweiß mit der Diät zugeführt wird, desto mehr wertvolle Muskelmasse wird verheizt. Beim Abnehmen nach einer konventionellen Diät verliert man also jeden Tag ein bisschen Körpersubstanz: Einerseits solche, die man keinesfalls verlieren will – das Muskeleiweiß wie auch die Zuckerreserven, und andererseits das ungeliebte Depotfett. Je höher der Kohlenhydratanteil der Diät, desto geringer die Fett- und Eiweißzufuhr und desto größer der unerwünschte Verlust fettfreier Körpermasse.[1,2] Das betrifft nicht nur die Muskeln an unseren Gliedmaßen, sondern auch den Herzmuskel!

Um möglichst viel Fett zu verlieren, sollte man folglich genügend Eiweiß (essenzielle Aminosäuren) und Fett (essenzielle Fettsäuren) aufnehmen. Mit einer Reduktionskost von 700 bis 800 Kalorien am Tag kann man durchschnittlich etwa ein Kilogramm Fett pro Woche schmelzen. Hinzu kommen aber auch etwa 600 Gramm Glykogen-, Wasser-, und Eiweißverluste, sodass die Waage nach einer Woche etwa 1,7 Kilogramm weniger anzeigt. Mehr ist unrealistisch.

Das Gewicht wird verteidigt. Mit einem strengen Diätprogramm von 12 bis 16 Wochen Dauer sind aber nur Gewichtsabnahmen von 10 bis 12 Kilogramm möglich.[3] Allerdings werden die wöchentlichen Gewichtsverluste im Laufe der Zeit immer geringer ausfallen. Denn der Körper wehrt sich gegen das Hungern bzw. gegen diese konventionelle Form des Abspeckens immer stärker. Zur Verteidigung seiner Energiereserven wendet der Körper immer eine Doppelstrategie an.

Zum einen beginnt er bei kalorischer Unterversorgung postwendend mit der Produktion spezieller chemischer »Kampfstoffe«: Körpereigene Hormone, darunter Insulin und Leptin, werden ausgeschüttet und lösen an Schaltstellen im Zentralen Nervensystem eine wachsende Nahrungsgier aus. Mit zunehmender Dauer der vermeintlichen Hungersnot immer erbarmungsloser. Bei einer Reduktions-Diät nach traditionellem Muster ist man den wachsenden Hungersignalen hilflos ausgeliefert – da nützen auch die besten Vorsätze nicht. Zum anderen stellt der Körper seinen Betrieb bei Nahrungsknappheit automatisch auf eine Art Ökoprogramm um: Er drosselt seinen Grundumsatz und senkt so langfristig den täglichen Energiebedarf. Diese Verteidigungsstrategien des Körpers sind in Millionen von Jahren erprobt und gestählt und schließlich genetisch verankert worden. Nun müssen wir damit leben – wenn auch heute in Zeiten des Nahrungsüberschusses überflüssig und überaus nachteilig. Aber im Prinzip handelt es sich um eine sehr gesunde und überlebenswichtige Reaktion.[4]

Weil der Organismus nur noch auf Sparflamme läuft, und der Hunger immer größer wird, entspricht der Gewichtsverlust, den man mit einer konventionellen Diät in drei bis vier Monaten erreichen kann, in der Regel auch dem maximal erreichbaren. Größere Verluste werden normalerweise nur noch bei erzwungenem Nahrungsentzug erzielt, etwa in Gefangenschaft bei Wasser und Brot. Sollte es jemandem tatsächlich relativ problemlos gelingen, durch unterkalorische Energiezufuhr dauerhaft abzunehmen, so ist seine Genetik wahrscheinlich fehlerhaft programmiert. Menschen, deren Abwehrwaffen gegen das Abnehmen träge und stumpf sind, hätten vor ein paar hunderttausend Jahren bei chronischer Nahrungsknappheit keine Überlebenschance gehabt. Ein schwacher Trost.

Ebenfalls evolutionsbedingt sind die Ursachen, dass sich die herunter gehungerten Pfunde nach der Diät langsam aber stetig wieder auf den Rippen einfinden. Auch dafür sorgt der Überlebenstrieb. Eigentlich ist es völlig uninteressant, wie viel Gewicht man zunächst verliert. Wirklich entscheidend ist, wie lange man dieses niedrigere Gewicht halten kann. Und darin liegt das eigentliche Dilemma!

Auch fettarm floppt. Einige Experten sind der Überzeugung, dass eine streng fettreduzierte, kohlenhydratreiche Kost erfolgreich Gewichtsverluste herbeiführt. Die größte deutsche Krankenkasse beispielsweise preist mit diesen vollmundigen Versprechungen ihre »Pfundskur« an.

Die einfache, plausible aber nachweislich falsche Begründung lautet: Durch den hohen Kohlenhydratanteil sättige eine solche Diät besser und anhaltender als eine fett- oder eiweißbetonte Kost. Dadurch würde man sich »automatisch« mit einer geringeren Kalorienmenge begnügen. Wer dies beachte, würde unweigerlich wieder schlank. Schön wäre es.

Und tatsächlich nehmen manche bei sehr fettarmer Kost ohne jegliche Kohlenhydratbeschränkung zunächst ein wenig ab. Aber nach einigen Monaten stagniert typischer Weise auch bei dieser Methode der Gewichtsverlust. Bei vielen bewirkt die Methode auch gar keine Veränderung. Und nicht wenige nehmen aufgrund der vielen Kohlenhydrate sofort zu. In 16 wissenschaftlichen Studien zu dieser kommerziell so erfolgreichen »Fettaugen-Zählerei« ergibt sich ein ziemlich mageres Ergebnis. Nach einem Jahr werden im Durchschnitt Masseverluste von 2,5 Kilo als »Erfolg« nachgewiesen. Mehr nicht! Nach einem weiteren Jahr sind die Erfolge sogar auf ein bis zwei Kilogramm zusammen geschrumpft.[5,6] Und nach vier oder fünf Jahren ist selbst diese minimale Fettschmelze nicht mehr nachweisbar. Daran rüttelt auch der Verzehr von Light-Produkten nicht, deren Werbebotschaft lautet: Du kannst mich in beliebiger Menge essen und Du wirst schlank.

Diäten machen dick und krank:[7] Inzwischen attestiert die Forschung, dass insbesondere eine fettarme, kohlenhydratreiche Kost unerfreuliche bzw. potenziell gesundheitsgefährdende Wirkungen haben kann. Es sind unter anderem starke Verluste von Eiweiß- bzw. Muskelmasse. Absinken des HDL-Cholesterins. Anstieg verschiedener Blutfette, die als besonders atherosklerosefördernd gelten. Teilweise Umwandlung von LDL-Cholesterin in eine kleinere, dichtere Form, die auch atherogen wirkt. Durch die Erhöhung der triglyceridreichen Blutfette eine verstärkte Neigung zur Blutgerinnung, was das Thromboserisiko fördert. Darüber hinaus erhöht jede Diät, jeder Versuch der Gewichtsreduktion im Endeffekt das Risiko einer nachfolgenden Gewichtszunahme über das Ausgangsgewicht hinaus. Und sie verstärkt auch das Risiko, Essstörungen zu entwickeln: Hat sich der Teufelskreis von Diät - Gewichtszunahme - Diät erst einmal etabliert, führt dies häufig zu einem gezügelten bzw. kontrollierten Essverhalten und damit in die Diätmentalität. Bei manchen legt diese den Grundstein für bekannte Essstörungen wie Magersucht (Anorexia nervosa), Fress-Brech-Sucht (Bulimia nervosa) oder so genannte Binge Eating Disorders (Fressattacken, ohne Erbrechen). Die üblichen Reduktionsdiäten könnte man demnach als »Einstiegsdroge« zu Essstörungen und Übergewicht bezeichnen.

ERFOLGREICH ABNEHMEN, ES KLAPPT!

LOGI trickst den Körper aus. Die LOGI-Methode ist nach heutigen Erkenntnissen der einzige erfolgversprechende Weg, dem ewigen Jojo-Effekt zu entkommen. Sie ist auch keine Diät! Vielmehr ist sie die Umstellung auf die »artgerechte« Ernährung für Menschen und insofern eine Dauerernährung! Ihr Erfolg basiert, wie in Kapitel 5 schon ausführlich dargestellt, im Grunde auf der Befriedigung von Bedürfnissen: Zum einen führt eine Ernährung nach LOGI so viel Nahrungsvolumen zu, dass der Magen schnell starke Sättigungssignale ans Gehirn sendet. Zum anderen erzeugt die Nahrungsauswahl eine möglichst lange Sattheit. Und schließlich stellt LOGI eine ideale Nährstoffversorgungen sicher. Deswegen besteht keine Gefahr, dass der Körper Mangel oder Knappheit hinnehmen müsste!

Essen nach der LOGI-Pyramide bietet dem Körper alle essenziellen Nährstoffe, die er täglich benötigt, im Überfluss. Unter den optimierten Stoffwechselbedingungen kann er seinen Energiebedarf lange Zeit aus den Fettzellen decken, ohne in lebensbedrohende Situationen zu kommen.

Schritt für Schritt – Abnehmen ohne Gegenwehr. Das erste und wichtigste Ziel für Schlanke wie für Dicke heißt: nicht zunehmen. Die LOGI-Methode ist eine optimierte Ernährungsweise, die für Gewichtskontrolle und Gewichtsreduktion gleichermaßen geeignet ist. Doch zum Abnehmen gehört meist noch etwas mehr als nur eine Ernährungsumstellung. Deswegen werden in den folgenden Abschnitten die Schritte vertieft, die dabei helfen, auf gesunde Weise eine Gewichtsreduktion zu erzielen.

1. Realistische Ziele setzen.

Sie sind übergewichtig, wollen wieder Ihr Traumgewicht erreichen? Das kann jeder gut verstehen. Wer träumt nicht davon, Idealmaße zu haben? Wie Sie möglicherweise schon am eigenen Leib erfahren haben, wehrt sich Ihr Körper immer vehement gegen das Abnehmen.

Er kann nicht nachvollziehen, was Sie vorhaben. Er ahnt ja nicht, dass Sie die lebensbedrohliche Nahrungsknappheit freiwillig auf sich nehmen. Bei jeder Reduktionsdiät bzw. immer, wenn die Energiezufuhr verknappt wird, wird der Organismus in Alarm versetzt: Drohende Hungersnot. Er versucht, Sie zu schützen, Sie durch Umschalten auf sein Ökoprogramm möglichst lange vor dem Hungertod zu bewahren! Der Überlebenstrieb setzt dem Gewichtserfolg natürliche Schranken. Mal ehrlich, wenn auch etwas überspitzt ausgedrückt: Die Wahrscheinlichkeit von einer Tonne zur Bohnenstange zu mutieren, ist für die meisten Menschen ziemlich gering. Ja, einige schaffen es, aber Ausnahmen sind nun mal nicht die Regel. Wir sind Individuen und jeder einzelne reagiert auf eine Ernährungsumstellung etwas anders. Für manche ist eine dauerhafte Abnahme von fünf Kilogramm ein realistisches Ziel, andere erreichen ein Minus von 20 Kilogramm. Stecken Sie Ihre Ziele nicht zu hoch. Damit wäre der Misserfolg schon vorprogrammiert!

Gewicht halten.

Das Gewicht halten und dafür nie mehr hungern oder darben – das ist ein absolut realistisches Ziel.

Das klingt bescheiden, ist aber ein hehres Ziel. Denn viele Übergewichtige wären schon glücklich, wenn sie nicht weiter zunehmen würden. Und noch viel glücklicher wären die meisten, wenn sie sich an jedem Tag ihres Lebens und bei jeder Mahlzeit wieder sättigen dürften – mit köstlicher, befriedigender Nahrung – und dennoch nicht weiter zunehmen würden! Und die Wahrscheinlichkeit, all das mit der LOGI-Methode zu erreichen, ist extrem hoch. Erfahrungsgemäß viel höher als mit anderen Methoden. Dabei hilft, dass bei einer Ernährung im Sinne von LOGI die Heißhungeranfälle zwischendurch und vor allem am Abend ausbleiben oder zumindest viel seltener und schwächer auftreten. Auch Müdigkeitsattacken nach dem Mittagessen, das berühmte »Nachmittags-Koma«, sind wie verflogen.

Taillenumfang messen. Messen Sie unbedingt Ihren Taillenumfang. Mit der LOGI-Methode wird bevorzugt Fett am Rumpf, vor allem im Bereich des Bauches, abgebaut.

Das ist ein besonders wichtiger Effekt, denn eine starke Ansammlung von so genanntem viszeralen Fett im Bauchinnenraum – Übergewicht vom »Apfeltyp« – ist gesundheitlich bedrohlich. Die Fettdepots beim »Birnentyp« – also in der typisch weiblichen Problemzone Po, Hüften, Oberschenkel – sind nicht weniger verhasst, jedoch aus gesundheitlicher Sicht nicht so problematisch.

Bei einer Gewichtsabnahme mit Hilfe der LOGI-Methode ist der Eiweißabbau, also der Verlust fettfreier Muskulatur, besonders niedrig, ja sogar eine Zunahme an fettfreier Muskelmasse wahrscheinlich. So kann es sein, dass Sie Fett abnehmen, ohne dass die Waage diesen Erfolg dokumentiert. Behalten sie deshalb lieber Ihren Taillenumfang im Auge: Wenn der Zeiger der Waage ein unverändertes Gewicht anzeigt, aber Ihr Taillenumfang schrumpft, haben Sie mit Sicherheit Fett abgenommen – und zwar genau an der wichtigsten Stelle. Und fettfreie Körpermasse, Muskeln und Bindegewebe, hinzugewonnen. Erwünschter Nebeneffekt: Je mehr Apfeltyp Sie sind, desto größer ist die Wahrscheinlichkeit, dass auch Ihre Stoffwechselwerte krankhaft verändert sind. Diese bringt die LOGI-Methode wieder ins Lot, da sie direkt gegen deren Ursachen angeht: den gestörten Zucker- und Insulinhaushalt.

Waage entsorgen. Wenn Sie sich das Abnehmen erleichtern wollen, entsorgen Sie Ihre Körperwaage. Diese zeigt bisweilen bedrohliche Schwankungen an, die allerdings nichts über die Zu- oder Abnahme von Körperfett aussagen.

Eher über den akuten Wassergehalt im Gewebe. Jeder figurbewusste Mensch kennt das Drama nach dem morgendlichen Wiegen: Schon ein kleiner Zeigerausschlag in die falsche Richtung genügt, um sofort schlechte Laune auszulösen und einen in Selbstvorwürfe zu stürzen. Reflexartig lässt man Frühstück und Mittagessen ausfallen. Mit der zweifelhaften Folge, dass sich im Laufe des Nachmittag eine unwiderstehliche Gier aufbaut und man am Abend beim Essen hemmungslos »zuschlägt«. Wieso geben wir dem Ausschlag der Waage solche Macht? Wenn der Zeiger sich nach links bewegt, heißt das doch noch nicht, dass tatsächlich Fettmasse abgebaut wurde. Vielleicht ist nur ein höherer Körperwasserverlust für den vermeintlichen Erfolg verantwortlich. Wenn Sie stetig abnehmen, bemerken Sie die Erfolge am besten am Sitz Ihrer Kleidung und beim Blick in den Spiegel. Das ist entscheidend.

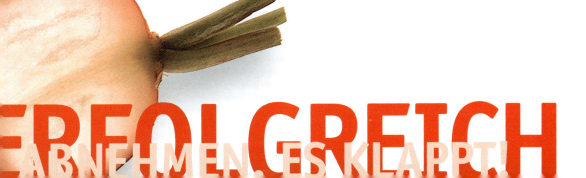

Langsam abnehmen. Wenn Sie das erste realistische Ziel erreicht haben – bei normalem Essverhalten nicht mehr zuzunehmen – feiern Sie Ihren Erfolg! Behalten Sie die LOGI-Methode unbedingt bei.

Jetzt ist die Wahrscheinlichkeit sehr hoch, dass sich bald auch »Röllchen für Röllchen« eine Gewichtsabnahme einstellen wird. Haben Sie ein wenig Geduld. Es geht zwar langsam, dafür aber stetig. Das ist typisch für das Abnehmen mit LOGI: Sie werden keine Blitzerfolge erzielen, dafür müssen Sie aber auch niemals Hungern. Vielleicht erreichen Sie damit ein Minus von drei Kilo in einem halben Jahr, vielleicht sogar sechs Kilo.

Niemand kann das voraussagen, denn es hängt sehr viel von den individuellen Voraussetzungen ab. Und auf eine definierte Kalorieneinschränkung wird ja ausdrücklich verzichtet. Manche werden auch acht, zehn, 15 oder mehr Kilo abnehmen können. Aber Vorsicht! Das Wichtigste ist nicht, beim Abnehmen Rekorde aufzustellen! Entscheidend ist vielmehr, dass möglichst viele der abgespeckten Pfunden dauerhaft fernbleiben. Und hierin liegt die eigentliche Stärke der LOGI-Methode: So lange Sie den LOGI-Prinzipien treu bleiben und niemals versuchen, durch Hungern etwas schnellere oder etwas höhere Erfolge zu erzwingen, wird der gefürchtete Jojo-Effekt mir großer Wahrscheinlichkeit ausbleiben!

Stoffwechsel optimieren. Die Verbesserung der Stoffwechselwerte stellt sich ganz schnell ein.

Auch wenn Sie mit der LOGI-Methode zunächst noch kein oder nur wenig Übergewicht abbauen, ist mit großer Wahrscheinlichkeit eine Senkung der erhöhten Blutfettwerte, eines erhöhten Blutzuckers und eines erhöhten Insulinspiegels zu beobachten. Gleichzeitig wird fast mit Garantie das HDL-Cholesterin ansteigen. Bei Menschen mit großem Taillenumfang (88 cm bei Frauen bzw. 102 cm bei Männern), vor allem wenn sie auch hohe Triglyceridwerte haben, sollte der Arzt bei Untersuchungen auch insbesondere den Nüchterninsulinspiegel beachten. Der gibt dann noch genauer Auskunft über einen möglicherweise entgleisten Zuckerhaushalt.[8,9]

2. Bei Hunger essen. Der zweite Schritt ist eine wichtige Voraussetzung, um mit der LOGI-Methode dauerhaft Erfolg zu haben. Wenn Sie Hunger haben, müssen Sie essen! Sobald eine Ernährungsumstellung mit Qualen verbunden ist, werden Sie sie nicht lange durchhalten.

Essen wie die Schlanken. Es gibt ja immer noch natürlich Schlanke mitten unter uns. Trotz vergleichbar widriger Umweltbedingungen sind sie einfach schlank und bleiben es auch.

Wie schaffen sie es nur, ein Leben lang nicht mehr zu essen, als ihr Körper benötigt? Es lassen sich vielerlei Unterschiede in der Biologie und im Verhalten bzw. in der Typologie zwischen Übergewichtigen und Schlanken aufzeigen – aber dies ist nicht das Buch, um darüber zu diskutieren. Einen markanten Unterschied gibt es aber, den man sich von den natürlich Schlanken abgucken sollte: Sie essen immer erst, wenn sie Hunger haben. Sie würden niemals auf die Idee kommen zu essen, nur weil sie sich gerade langweilen, weil sie sich geärgert haben oder weil sie sich unsicher, einsam oder unwohl fühlen. Sie essen auch nicht unbedingt, weil Essenszeit ist. Und wenn sie essen, dann nur so lange, bis sie gesättigt sind. Natürlich Schlanke kosten dafür den Genuss am Essen restlos aus. Nach dem Essen denken natürlich Schlanke nicht weiter übers Essen nach. Das Thema ist für sie völlig uninteressant, solange sie keinen Hunger verspüren. Sie kennen auch nicht die für Übergewichtige so typische Sorge, voraus essen zu müssen, weil man in den nachfolgenden Stunden möglicherweise keine Zeit zum Essen haben wird. Sie vertrauen ganz darauf, dass sie nicht verhungern. Und wenn sie zwischendurch Hunger haben, besorgen sie etwas und essen davon, bis sie spüren, dass sie genug haben. Selbst, wenn der Teller noch halbvoll ist.

Zwischenmahlzeiten genehmigen. Zur LOGI-Methode gehört ausdrücklich, immer zu essen, wenn der Hunger ruft.

Aber was soll man zwischendurch essen? Die vielen Snacks der Süßwarenindustrie, mit viel Zucker, Stärke, Fett, Farb- und Aromastoffen, locken an jeder Straßenecke. Traditionell kommen einem gerade am Nachmittag auch noch Gebäck, Kuchen oder Torten in den Sinn. Dummerweise ist die Glykämische Last der meisten dieser Snacks besonders hoch. Dass das direkte Konsequenzen auf Ihren Blutzucker und Ihre Insulinausschüttung hat, ist Ihnen ja inzwischen hinreichend bekannt.

Schluss mit Kalorienzählen. Vergessen Sie alles, was sie jemals über Kalorien gehört haben.

Eine Kalorie ist eben nur im Physiklabor eine Kalorie. Im Körper gibt es doch deutliche Unterschiede – je nachdem ob die Kalorien aus Eiweiß oder aus Kohlenhydraten stammen. Außerdem ist der Anteil an Kohlenhydraten in der Kost entscheidend dafür, wie effizient die Nahrungsenergie verwertet wird und wie stark das Essbegehren ist. Je weniger Kohlenhydrate und umso mehr Eiweiß, desto weniger effizient die Energieverwertung und desto geringer Hunger und Appetit! Kalorienzählen ist nicht nur mühsam, sondern auch unsinnig, und hilft den wenigsten dabei, dauerhaft abzunehmen. Halten Sie sich an die Lebensmittelempfehlungen der LOGI-Pyramide. Diese spiegelt wieder, von welchen Produkten Sie nur möglichst wenig essen sollten. Hintergrund der Empfehlungen ist nicht der jeweilige Energiegehalt der Lebensmittel, sondern ihr Einfluss auf Stoffwechsel und Wohlbefinden. Sie können aus der Pyramide auch ablesen, wovon Sie reichlich essen sollten – und auch dabei sind die Empfehlungen unabhängig vom Energiegehalt der Speisen. Auf eine gut kombinierte Gesamtzufuhr kommt es an, und diese leitet Sie sicher in Richtung Gewichtsabnahme. Die Beachtung von definierten Prozentsätzen zum Verhältnis von Eiweiß zu Fett und zu Kohlenhydrate würde die Sache nur unnötig komplizieren.

3. Energiedichte senken. Wenn Sie die Energiedichte senken, erreichen Sie im Tagesverlauf die angestrebte Sättigung bei insgesamt relativ geringer Energiezufuhr.

Denn im Endeffekt muss man natürlich immer eine negative Energiebilanz erzielen, wenn man abnehmen will. Das heißt weniger Energie zuführen als der Körper verbraucht. Dies gelingt, ohne Kalorien zu zählen! Einfache Tricks helfen, lange satt zu bleiben. Das erste und wichtigste Sättigungssignal, das unser Hirn erhält, wird durch eine Dehnung der Magenwand ausgelöst. Dies löst das zugeführte Gericht aus, wenn es ein bestimmtes Gewicht und Volumen aufweist. Je schwerer und voluminöser die Mahlzeit, desto schneller und stärker die Sättigung. Die Sättigung tritt also unabhängig vom Kaloriengehalt ein! Die Kombination großes Volumen und hohes Gewicht bei niedrigem Kaloriengehalt bezeichnet man als »niedrige Energiedichte«. Der Konsum von Gerichten mit niedriger Energiedichte ist folglich einer der wesentlichsten Schlüssel zum Vermeiden einer positiven Energiebilanz, oder umgekehrt zum dauerhaften Erreichen einer negativen Energiebilanz. Und somit zum Abnehmen. Wegen der hohen Energiedichte der Nahrungsfette wird dazu üblicherweise eine fettarme, kohlenhydratliberale Kost empfohlen. Doch dabei wird übersehen, dass die Energiedichte von Mahlzeiten unabhängig vom Fettgehalt erheblich variieren kann. So lassen sich mit der LOGI-Methode bei relativ hohem Fettanteil (zum Beispiel aus Olivenöl bzw. Rapsöl) niedrige Energiedichten erreichen, sofern die stärke- und zuckerreichen Nahrungsmittel – hohe Energiedichte! – drastisch eingeschränkt oder besser noch ganz weggelassen werden. Sofern Kohlenhydrate im wesentlichen über schwere, voluminöse, wasser- und ballaststoffreiche Lebensmittel wie Obst, Gemüse, Salate und Hülsenfrüchte verzehrt werden, kann man auch eine gewisse Menge Fett bzw. Öl einsetzen. Dann schmeckt das Ganze erst richtig. Und beeinflusst nebenbei auch noch den Stoffwechsel günstig.

Nebenstehend sind einige Gerichte mit verschiedenen Fettgehalten und Energiedichten dargestellt. Daraus geht hervor, dass solche Köstlichkeiten wie Steak mit Ratatouille oder Salat Nicoise trotz eines Fettanteils von bis zu 45 bzw. 65 Prozent eine niedrigere Energiedichte aufweisen, als andere, sehr magere Mahlzeiten mit tapferen 22 Prozent Fett. Nur, weil auf Reis, Kartoffeln oder Brot ganz oder weitgehend verzichtet wird. Es gibt also zwei Alternativen, eine niedrige Energiedichte zu erreichen: Entweder isst man kohlenhydratreich und fettarm oder kohlenhydratarm und eiweiß- und ballaststoffreich bei normalen bzw. relativ hohen Fettanteilen. Aus kulinarischen Gründen werden viele Menschen garantiert die zweite Variante, die LOGI-Methode, bevorzugen.

▸▸ Fett, Nahrungskomposition, Energiedichte.

Fettreduziert

Vollkornbrötchen	120 g
Margarine	10 g
Kochschinken	30 g
Hüttenkäse	100 g
Tomaten	200 g
Blattsalat	50 g
Banane	140 g
Gesamtgewicht:	**650 g**
Energie:	**649 kcal**
Fettanteil:	**22 %**
Energiedichte:	**100 kcal/100 g**

Steak/Ratatouille

Rindersteak	200 g
Paprika	150 g
Zucchini	150 g
Aubergine	150 g
Zwiebel	100 g
Rapsöl	20 g
Gesamtgewicht:	**770 g**
Energie:	**481 kcal**
Fettanteil:	**38 %**
Energiedichte:	**77 kcal/100 g**

Rindfleischsalat

Roast Beef	150 g
Avocado	40 g
Tomaten	200 g
Grüne Bohnen	200 g
Rote Bohnen	30 g
Olivenöl	24 g
Gesamtgewicht:	**644 g**
Energie:	**659 kcal**
Fettanteil:	**54 %**
Energiedichte:	**102 kcal/100 g**

Salat Nicoise

Thunfisch	50 g
Anchovis	25 g
Ei	30 g
Gurke	200 g
Tomaten	200 g
Oliven	30 g
Grüne Bohnen	100 g
Blattsalat	100 g
Zwiebeln	60 g
Olivenöl	24 g
Gesamtgewicht:	**819 g**
Energie:	**552 kcal**
Fettanteil:	**69 %**
Energiedichte:	**94 kcal/100 g**

Übrigens: Um Übergewicht vorzubeugen sollte die Nahrung im Schnitt nicht mehr als 125 kcal/100 g liefern. Auf einzelne Nahrungsmittel bezogen gilt eine Energiedichte von bis zu 150 kcal/100 g als niedrig, von 150–400 kcal/100 g als mittel und über 400 kcal/100g als hoch.

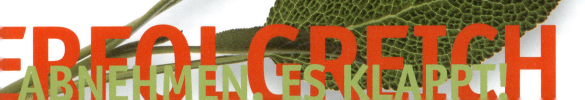

4. Fettbewusst essen. Kerngedanke des Fettbewusstseins ist der gesundheitliche Aspekt. Natürlich hat das fettbewusste Essen aber auch Einfluss auf die Gewichtskontrolle.

Es geht um die Verbesserung der Fettqualität, was von größerer Bedeutung ist als die Kontrolle der Fettmenge. Man sollte versuchen, die »artgerechte« Fettqualität annähernd zu erreichen. Da sich dies nicht per Augenschein beurteilen lässt, hilft hier nur Fachwissen weiter. Was die Küchenpraxis angeht, also welches Fett wie oft, wofür und wie viel, sei an dieser Stelle auf die Praxistipps (Seite 94 ff. und Seite 46 ff.) verwiesen.

5. Glykämische Last senken. Dieser Schritt ist für »LOGI-Anfänger« wahrscheinlich der schwierigste: Je mehr man abnehmen möchte, desto konsequenter muss man sowohl die Menge der Kohlenhydrate reduzieren als auch deren Qualität verbessern.

Das bedeutet einerseits, die Nahrungsmittel mit hohem Glykämischem Index, also alle stärkereichen wie Brot und Backwaren aus Weißmehl sowie Kartoffeln, weitest gehend einzuschränken oder sogar ganz zu streichen. Bei Reis hängt die Blutzuckerwirkung sehr von der jeweiligen Sorte ab. Wer dabei nicht sicher ist, kann sicherheitshalber natürlich ganz oder teilweise auf Reis verzichten. Insbesondere den Industrie gefertigten zucker- und stärkereichen Knusper- und Knisterkram und die zuckersüßen Erfrischungsgetränke sollte man am besten völlig streichen. Wenn Sie auf kleine Portionen Brot, Nudeln und Reis nicht verzichten wollen, sollten diese so weit wie möglich aus Vollkorn bestehen. Bei Brot ist zudem unbedingt auf Natursauerteig zu achten, weil ein Kunstsauer-Vollkornbrot einen viel höheren Glykämischen Index hat. Aber immer daran denken: Um eine zur Normalkost insgesamt vergleichsweise niedrige Kohlenhydratzufuhr zu erzielen, sollte auch der Anteil von Vollkorn-Produkten nicht hoch ausfallen. Denn je größere Mengen kohlenhydrathaltiges Vollkornbrot oder Vollkornnudeln verzehrt werden, umso weniger Eiweiß kann man essen, ohne insgesamt übermäßig viel Energie aufzunehmen. Anzustreben ist eine möglichst niedrige Glykämische Last!

Die durchschnittliche Glykämische Last können Sie effektiv senken, ohne dadurch bei der Nährstoffversorgung in irgendwelche Mängelbereiche zu kommen, indem Sie den Großteil der Beilagen über relativ kohlenhydratarme Beeren, Früchte, Wurzeln, Gemüse und Salate bestreiten. Gleiches gilt natürlich auch für Zwischenmahlzeiten. Die Kampagne »Five a Day« trifft mit der Aufforderung, täglich mindestens fünf Portionen frische Lebensmittel zu essen, Gemüse dreimal täglich und Obst zweimal täglich, voll ins Schwarze. Damit wird zugleich eine sehr hohe Ballaststoffzufuhr erreicht, sowie eine hohe Kalium und Magnesium-Versorgung. Darüber hinaus garantiert diese Ernährung auch eine genügende Menge von Basenlieferanten, um einen Säure-Überschuss zu vermeiden.

Appetit befriedigen. Sie müssen sich eine Portion Spaghetti oder einen Teller Bratkartoffeln nicht versagen, wenn Sie trotz LOGI-Methode der unstillbare Appetit auf einen dieser Dickmacher überkommt.

Wenn Sie sich diese immer verkneifen, wird nämlich die Bratkartoffel auf einmal zur wichtigsten Sache der Welt – sie steigern sich in ein »Bratkartoffel-Verhältnis« hinein, auf das Sie gut verzichten können. Genau solche Essstörungen müssen unbedingt vermieden werden. Also genehmigen Sie sich die Kartoffeln, wenn Sie unbedingt wollen – aber versuchen Sie zunächst einmal mit weniger davon auszukommen. Nachnehmen können Sie immer noch. Wahrscheinlicher aber ist, dass Sie nach kurzer brot- und kartoffelarmer Zeit bereits merken, dass das Verlangen danach deutlich nachlässt. Das liegt daran, dass unter LOGI die Insulinausschüttung über den Tag hinweg recht niedrig ist. Vor allem wenn sich die ersten Erfolge einstellen – weniger Speck am Bauch, werden Sie ein helles Brötchen mit süßer Marmelade nicht mehr vermissen. Und wenn Sie doch mal wieder eins essen, empfinden Sie es wahrscheinlich als unerträglich süß und pappig. Probieren Sie es aus – Sie werden diese Erfahrung bald bestätigen können! Auch wenn Sie zunächst nicht glauben wollen, dass ein Leben ohne Brot möglich ist. Wichtig, auch wenn Sie mal »gesündigt« haben: Werfen Sie die Flinte nicht ins Korn. Machen Sie mit LOGI weiter!

6. Eiweiß verdoppeln. Wenn weniger Kohlenhydrate verzehrt werden, dann muss diese Einschränkung durch Zufuhr eines anderen Energieträgers optimal kompensiert werden. Ideal: Eiweiß! Es sättigt am besten. In der Praxis gelingt es recht einfach, den Eiweißanteil deutlich anzuheben. Was die Küchenpraxis angeht, also welche Eiweißquellen wie oft, wofür und wie viel, sei wiederum auf die Praxistipps (Seite 94 ff.) verwiesen.

Die Milch macht's. Von den Milchprodukten sind vor allem fermentierte Sorten, also Sauermilchprodukte wie Joghurt, Kefir, Butter- oder Sauermilch empfehlenswert.

Dadurch spart man auch wieder Zucker und umgeht eine Erhöhung des Blutzuckerspiegels. Darüber hinaus können Milchprodukte den erhöhten Glykämischen Index einer Mahlzeit, die auch Brot oder Backwaren enthält, deutlich senken, weil sie den Blutzuckeranstieg offensichtlich bremsen.[10] Weiterhin stimulieren fermentierte Milchprodukte den Stoffwechsel und das Immunsystem. Milchprodukte sind nicht nur gute Quellen für hochwertiges Eiweiß, sondern auch wichtige Kalziumquellen, somit wiederum wichtige »Fett(depot)bremsen«.[11]

7. Genießen lernen. Die letzte »Zauberformel« der LOGI-Methode heißt, die Nahrung so auszuwählen, dass sie Befriedigung hinterlässt und sättigt, ohne dass man sich dafür überessen müsste. Dies lässt sich nur bei einer konsequenten Rückbesinnung auf natürliches Essverhalten umsetzen.

Am Anfang nicht ganz einfach, aber es wird funktionieren, wenn Sie lernen, wieder ganz bewusst zu genießen. So erfordert der siebte Schritt anfangs zunächst etwas mehr Disziplin: langsam essen, Gabel und Messer zwischen den Happen beiseite legen, und das Aroma, den Geschmack und nicht zuletzt auch das Ambiente genießen. Und das Essen stehen lassen, falls es nicht (mehr) schmeckt oder Sie gesättigt sind. Auch hierbei erfüllen die natürlich Schlanken wieder eine Vorbildfunktion: Denn sie testen mit Zunge und Gaumen und kauen bedächtig jeden Bissen, führen erst mit leerem Mund das Gespräch mit dem Tischpartner fort. Natürlich Schlanke hören mit dem Essen auf, sobald sie gesättigt sind, gleichgültig wie viel noch auf dem Teller liegt. Dagegen sind Übergewichtige häufig »essgestört« und spüren das Sättigungssignal erst spät, oft auch gar nicht. Ihr größter Fehler ist, dass sie sich während der Mahlzeit auf alles Mögliche konzentrieren, nur nicht auf den Geschmack und das Aroma des Essens. Übungen zum Essverhalten können hilfreich sein, das Wahrnehmen des Sättigungssignals wieder zu erlernen.

Nicht zu unterschätzen ist auch das regulierende Element der Geselligkeit und Unterhaltung beim Essen. Im Kreis von und im Gespräch mit anderen wird man im Allgemeinen vor allzu großer Maßlosigkeit geschützt. Und über das gemeinsame Mahl werden unsere sozialisierten Bedürfnisse nach Zuwendung und Akzeptanz befriedigt. Essen Sie so häufig wie möglich in Gesellschaft. Aber schalten Sie das Fernsehgerät beim Essen aus. Dieser »Kasten« verbannt die gesellige Unterhaltung beim Essen, und anstelle genießerisch zu schwelgen, verschlingt man Bilder und Informationen. Wer beim Essen fernsieht, hemmt die Wahrnehmung von Sättigungssignalen gewaltig.

Essen zelebrieren. Ein Genussmensch ist in seinen Essensvorlieben emotional und ganz spontan. Er stellt den sinnlichen Genuss in den Vordergrund seiner Verzehrgewohnheiten.

Als Feinschmecker legt er Wert auf gute und frische Zutaten, exzellente Kochkunst und ästhetisches Ambiente. Genießen heißt, die Nahrung in ihrer Fülle von Aromen und Geschmacksnoten wahrzunehmen. Das kann nur, wer sich dem Genuss gänzlich hingibt. Es erfordert Schweigen, denn Reden schließt Schmecken praktisch aus. Für den kulinarischen Banausen ist das Sprechen mit vollem Mund entgegen den Regeln des Anstands der Gipfel des oralen Genusses. Der wahre Genießer hingegen weiß, dass ein vollendetes Auskosten der Sinnesfreude seine schweigsame Konzentration erfordert.

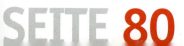

Übung zum Essverhalten. Stellen Sie sich für diese tägliche Übung immer eine Hunger-Sättigungs-Skala von 1 bis 10 vor. Eine 1 vergeben Sie, wenn Sie »tierisch hungrig« sind, halb bewusstlos sozusagen. Eine 2, wenn Sie »überaus hungrig« sind, und eine 3, wenn Sie »ziemlich hungrig« sind. Eine 4 deutet darauf hin, dass Sie ein klein wenig Hunger verspüren, während Sie bei 5 gerade gesättigt sind. Vergeben sie eine 6, wenn Sie spüren, dass Sie den Sättigungspunkt schon überschritten haben. So geht es weiter bis 10: Die 10 sollten Sie nur sehr selten vergeben müssen. Sie steht dafür, dass Sie »bis zur Halskrause abgefüllt" sind, sich nicht mehr rühren können und sich nur noch gequält fragen, warum Sie sich auf eine solche Völlerei eingelassen haben.

Essen Sie jede Mahlzeit langsam und mit Genuss. Spüren Sie zwischendurch immer mal wieder in sich hinein, bei welchem Punkt der Skala Sie gerade angelangt sind. Legen Sie das Besteck nach jedem Bissen am Tellerrand ab und lassen Sie sich vom Aroma der Speisen betören. Damit bringen Sie Ihre »Essmaschine« zum Stillstand! Essgestörte befördern Schaufelbaggern gleich ohne Unterlass Happen um Happen in den Mund. Sie mampfen in sich hinein, ohne den Geschmack überhaupt auszukosten und ohne die Atmosphäre um sich herum aufzunehmen.

Bei 5, wenn Sie also spürbar gesättigt sind, sollten Sie aufhören zu essen. Legen Sie Messer und Gabel aus der Hand, unabhängig davon, dass der Teller noch nicht leer ist. Wenn man beim Essen Stadien über 5 erreicht, deutet dies aus übermäßiges Essen hin. Warum weiter essen, wenn Sie gesättigt sind? Sie können jederzeit wieder Essen zu sich nehmen, sobald sie hungrig sind. Heben Sie die Köstlichkeiten auf oder freuen Sie sich auf die nächste Mahlzeit. Und seien Sie sich immer bewusst, dass Sie nicht verhungern werden, denn Essen gibt es in unseren Breiten mehr als reichlich.

Wenn Sie aber nicht sicher sind, ob Sie schon bei der kritischen Fünfergrenze angekommen sind, so tasten Sie sich mit der Dreierregel heran: Genehmigen Sie sich ab diesem Zeitpunkt nur noch genau drei Happen, und zwar jene, die Ihnen am meisten zusagen. Wenn Sie gar kein Sättigungssignal wahrnehmen, besteht der begründete Verdacht, dass es gerade von anderen Reizen übertönt wird oder wurde. Lernen Sie also, in sich hineinzuhorchen: Wie bekommt Ihnen das Essen? Welche Gefühle löst es aus, und wie viel möchte der Körper davon haben?

ERFOLGREICH
ABNEHMEN. ES KLAPPT!

8. Das Beste ist gerade gut genug. Gesunde Ernährung bedeutet vor allem Bedarfsdeckung mit essenziellen Nährstoffen. Das setzen Sie bei der LOGI-Methode ganz automatisch um, wenn Sie die goldene Regel zur gesunden Ernährung befolgen: Essen Sie vielfältig, ausgewogen und mäßig!

Wenn Sie von allen Produkten, die die LOGI-Pyramide in den unteren zwei Stufen anbietet, in Maßen und von nichts zu viel essen, ist die Wahrscheinlichkeit sehr hoch, dass Sie alle gesundheitsfördernden Nährstoffe in ausreichender Menge aufnehmen. Und zugleich ist das Risiko, sich von möglicherweise kontaminierten Lebensmitteln oder von individuell unverträglichen Inhaltsstoffen zu viel zuzuführen, um so geringer, je abwechslungsreicher der Speiseplan ist. Mäßig essen heißt aber andererseits nicht, wenig essen! Denn Mengenbeschränkungen beim Essen bedeuten immer auch, weniger Nähr- und Wirkstoffe aufzunehmen. Und das würde sofort unsere Überlebensinstinkte auf den Plan rufen und damit eine umtriebige Nahrungssuche ankurbeln.

Noch ein ganz wichtiges Gesundheits- und Schlankheitsrezept: Das Essen muss qualitativ immer hervorragend sein. Am besten wählen Sie auch entsprechend teure Lebensmittel. Wählen Sie immer nur das Beste aus, das Sie sich gerade noch leisten können. Der Geldbeutel darf bei Ihren Essenseinkäufen regelrecht bluten. Wer tief in den Geldbeutel greifen muss, wird sich dreimal überlegen, ob er sich ständig und weit über die Sättigung hinaus vollfressen will. Wer kräftig hinblättert, wird zögern zu essen, wenn er gar nicht hungrig ist. Das Motto »Klasse statt Masse« ist eine weise Regel und gilt bei der LOGI-Methode natürlich in gleicher Weise. Das richtige Schlankheitsmotto für die Zukunft lautet deshalb: Nur das Beste ist gerade gut genug! Damit unterstützen Sie vor allem Ihre schlanke Linie, aber auch die Landwirte. Lebensmittelproduzenten und Gastronomen könnten zeigen, zu welcher Qualität sie im Grunde genommen fähig sind, wenn diese endlich wieder honoriert wird.

Täglich mit höchstem Genuss zu essen und zu trinken, stillt den Hunger auf äußerst befriedigende Weise. Darüber hinaus deckt es auch die Wünsche nach sinnlichen Erlebnissen und ist ein Teil des Gemeinschaftslebens. Genussorientiertes, bewusstes Essen und Trinken zählt zu den schönsten Lebensfreuden und gehört damit auch zu den Seiten unserer Existenz, die der Gesundheit am zuträglichsten sind. Kein Wunder, dass Essen und Trinken eine so wichtige Rolle für unser Wohlbefinden spielen.

ERFOLGREICH
ABNEHMEN. ES KLAPPT!

9. Mehr bewegen. Wie Dutzende von wissenschaftlichen Untersuchungen belegen, ist körperliche Aktivität – im Gegensatz zur weit verbreiteten Meinung – kein effizientes Mittel um abzunehmen. Dennoch ist regelmäßige körperliche Aktivität sehr wichtig! Sport vermittelt Wohlbefinden und Lebensfreude, macht ausgeglichen und formt die Figur. Körperliche Aktivität steigert den Energieumsatz und unterstützt das Erreichen einer negativen Energiebilanz, was prinzipiell nötig ist, um abzunehmen.[3]

Und unbestritten wird bei Training mit niedriger bis mittlerer Intensität vor allem Körperfett verbrannt. Dennoch sind die nachweisbaren Erfolge einer Gewichtsreduktion durch Sport recht mager. Über das Warum rätseln die Experten noch. Bewegung ist nachweislich eine besonders effektive Waffe gegen den Jojo-Effekt. Körperliche Aktivität trägt dazu bei, dass die Signale der Hunger-Sättigungs-Regulation (wieder) verstärkt wahrgenommen werden. Außerdem wird Muskelmasse aufgebaut: Jedes Gramm zusätzliche Muskelmasse bedeutet einen Anstieg des Energieumsatzes in Ruhe und bei Belastung. Jedes Gramm Muskelmasse hilft, den Jojo-Effekt auszuschalten. Schließlich senkt regelmäßige Aktivität auch sehr viele bekannte Risikofaktoren wie erhöhte Blutfette, erhöhten Blutzucker et cetera und senkt damit das Risiko für Herz-Kreislauf-Erkrankungen.

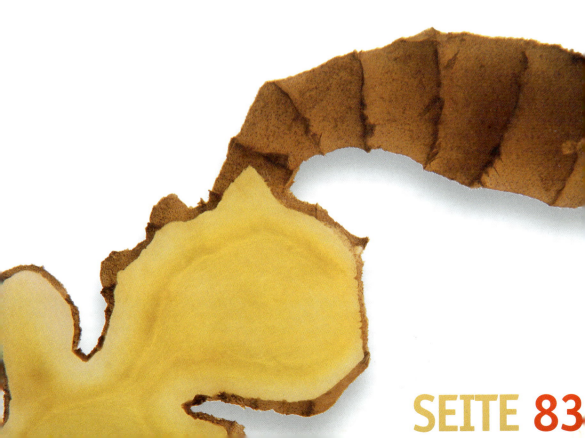

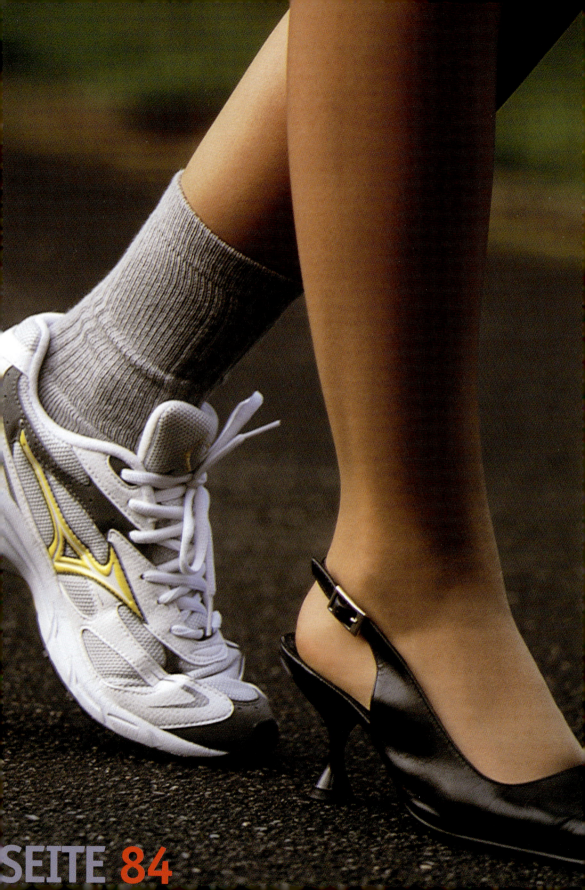
SEITE 84

Sich regen bringt Segen. Gerade für Menschen, die in ihrem bisherigen Leben nie oder selten Sport betrieben haben, kann die für sie ungewohnte körperliche Aktivität auch eine gesundheitliche Bedrohung darstellen.

Deshalb vorab eine kurze Klarstellung: Vor jeder körperlichen Aktivität mit dem Ziel den Trainingszustand, Gesundheit und Fitness zu verbessern, ist eine ärztliche Konsultation erforderlich. Der behandelnde Arzt muss nach eingehenden Untersuchungen gutheißen, dass eine sportliche Betätigung möglich und sinnvoll ist. Die folgenden Empfehlungen zur körperlichen Aktivität sind daher nur nach vorheriger ärztlicher Untersuchung und Befürwortung – mit entsprechenden, etwaigen Einschränkungen – umzusetzen.

Wir Bewegungsmuffel. Nach Berechnungen der Sporthochschule Köln legt ein Beamter in Deutschland täglich im Schnitt nur noch zwischen 400 und 700 Meter zu Fuß zurück – der Weg zur Arbeit ist darin schon inbegriffen!

Wenn er dafür fünf Minuten benötigt, entspricht das einem Energieverbrauch von etwa 25 Kalorien! Die übrige Zeit des Tages sitzt er am Schreibtisch bzw. vor dem Computerbildschirm. Nachdem heute der Energieverbrauch durch Automatisierung und Computerisierung im Berufsleben auf ein Minimum geschrumpft ist, müssen wir umso mehr versuchen, Bewegung in den Alltag und die Freizeit zu integrieren. Und daran hindert uns ja nichts und niemand. Oder doch? Da gilt es zum Beispiel, die angeborene Bequemlichkeit zu überwinden. Der größte Fallstrick für mehr Freizeitaktivität ist aber tatsächlich unsere geliebte Flimmerkiste. Fernsehen ist die wichtigste Ursache für unsere Bewegungsarmut in der Freizeit. Fernsehen ist – im Gegensatz zum Fettkonsum – ein eindeutiges, wissenschaftlich gesichertes, unabhängiges, ausgeprägtes und mit der Dosis wachsendes Risiko für Übergewicht. Zwischen Fernsehen und Übergewicht lässt sich eine direkte Beziehung hinsichtlich Dosis und Wirkung nachweisen: Je mehr Zeit man vor der Glotze hängt, desto größer ist das Risiko, zuzunehmen. Rund vier Stunden am Tag sitzt der Durchschnittsbürger in Deutschland vor der Glotze. Damit verbringt er den Großteil seiner freien Stunden bewegungslos, oft auch noch knabbernd und schlürfend. Wer sich seiner Gewichtsprobleme ernsthaft entledigen will, der sollte folglich als erste und wichtigste Handlung seinen Fernseher entsorgen.

Bis in die Neuzeit hinein waren Ernährung und Bewegung im Leben des Menschen immer untrennbar miteinander verknüpft: Jagen und sammeln, und was auch immer sonst noch zu tun war, alles musste mit eigener Hände Arbeit erledigt werden. Muskelkraft und Ausdauer waren folglich die entscheidenden Koordinaten des täglichen Lebens. Und dementsprechend war die körperliche Ausstattung unserer Vorfahren: schlank, muskulös und fit. Seit der industriellen Revolution haben sich aber die Umweltbedingungen radikal gewandelt. Inzwischen

SICH REGEN...
...BRINGT SEGEN!

leben die meisten Menschen weitgehend ohne jegliche anstrengende Muskelaktivität. Doch diese Umstände waren nie vorgesehen. Dem Körper fehlt ein Alternativ-Programm, auch bei Bewegungsmangel reibungslos zu funktionieren und alle Körperfunktionen optimal aufrechtzuerhalten. Und es kann noch ein paar tausend Jahre dauern, bis brauchbare Updates für unsere Gene verfügbar sind. Bis dahin hilft vor allem eines: Bewegung! Nur wer täglich oder an den meisten Tagen der Woche ein gewisses Maß an körperlicher Aktivität absolviert, kann sein ganzes genetisches Potenzial zum Erhalt von Gesundheit und Leistungsfähigkeit nutzbar machen. Ein deutliches Ergebnis ist selbst schon mit so angenehmen Aktivitäten wie Spazierengehen, Wandern und Gartenarbeit erreichbar.[1,2]

Fitness senkt Risikofaktoren. Aufgrund unseres genetischen Basisprogramms ist körperliche Aktivität unerlässlich, um gesund zu bleiben.

Vor allem regelmäßiges Muskeltraining ist notwendig, um einen gesunden Zucker- und Fettstoffwechsel und eine Blutdruckregulation im Normbereich zu erhalten. Das gilt auch oder gerade für Übergewichtige: Je weniger die Muskeln trainiert werden, desto wahrscheinlicher bildet sich die gefürchtete Störung im Zucker- und Insulinhaushalt aus – die Insulinresistenz. Körperliche Aktivität stärkt überdies auch das Immunsystem und die Knochen und beugt Osteoporose vor. Und nicht zu vergessen: Je größer die Muskelmasse, desto höher der tägliche Energieumsatz! Eine schier unübersehbar große Zahl wissenschaftlicher Untersuchungen zeigt übereinstimmend, dass Sport bzw. körperliche Aktivität auch das Auftreten von Herz-Kreislauf-Erkrankungen umso mehr zurückdrängt, je intensiver ein Mensch seine Körperfunktionen trainiert. Das Risiko sinkt auch in anderen Krankheitsbereichen, sodass sich die Sterblichkeit bei den Bewegungsaktiven insgesamt für alle Todesursachen ebenfalls deutlich vermindert.[1,2] Die Sterblichkeit geht infolge regelmäßiger körperlicher Aktivität übrigens ganz unabhängig davon zurück, ob jemand Übergewicht hat oder nicht! Übergewichtige, die sich regelmäßig körperlich aktiv bewegen, haben ein niedrigeres Sterblichkeitsrisiko als untrainierte Schlanke.[3,4] Und das gilt für junge wie für ältere Menschen. Also besser dick und fit, als schlank und schlapp!

Sport verhindert Substanzverlust. Wer mit Hungern, FdH oder kohlenhydratreicher, fett- und eiweißarmer Diät versucht abzunehmen, riskiert immer Verluste von Muskel- und Knochenmasse.

Mit der LOGI-Methode ist dieses Risiko zwar minimiert, aber wer ganz sichergehen will, muss Sport treiben. Körperliche Aktivität oder genauer gesagt, regelmäßiges Ausdauer- und Krafttraining, setzt den adäquaten Reiz zum Erhalt von Muskelmasse und Knochen. Damit wird dem Verlust an fettfreier Körpersubstanz optimal begegnet.

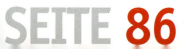

Bewegung schafft Lebensfreude. Alles spricht für die präventiven Erfolge von Bewegung. Auch nicht zu verachten: Sie hilft den Ärger des Tages genauer gesagt die Stresshormone abzubauen, die unter anderem auch für einen erhöhten Blutfettspiegel verantwortlich sind.

Dennoch fällt es vielen Übergewichtigen sehr schwer, körperlich aktiv zu werden. Sie sollten solche Belastungen wie längeres flottes Gehen erst langsam trainieren. Wer das einige Wochen macht und dabei kontinuierlich die Dauer oder die Intensität leicht steigert, wird den Erfolg bald in Form einer besseren Kondition spüren, das heißt konkret, weniger Atemnot empfinden. Jede Art von körperlicher Aktivität zählt, es müssen nicht die momentan so beliebten Ausdauersportarten Blading und Biking sein. Ausgreifendes Gehen (neudeutsch Walking) ist sogar besonders sinnvoll. Hauptsache, es bereitet ihnen Freude, denn nur dann werden Sie die Aktivitäten auf Dauer fortführen. Am besten beziehen Sie auch Übungen zur Steigerung der Muskelkraft in Ihren Aktivitätsplan ein. Selbst das Arbeiten in Haushalt und Garten kann ein erstklassiges Krafttraining sein. Es ist nicht notwendig, sich Hightech-Geräte zu besorgen.

Bewegung verhindert Zunehmen. Regelmäßige körperliche Aktivitäten verhindern auch das Zunehmen. Gleichgültig wie schlank oder dick jemand ist, das Nicht-Zunehmen muss aus gesundheitlicher Sicht das wichtigste Ziel sein.

Um dies zu erreichen, ist ein Mindestmaß an körperlicher Betätigung notwendig. Nach neuen Untersuchungen sollte jeder Mensch einen Verbrauch von elf Kalorien pro Kilogramm Körpergewicht zusätzlich zu seinem Ruhekalorienumsatz pro Tag anstreben. Für eine Frau mit 65 Kilo Körpergewicht müssten also zu ihrem Ruhe-Umsatz von etwa 1.500 Kalorien noch etwa 730 Kalorien durch Bewegung hinzukommen.[5] Dafür müsste sie ungefähr 80 Minuten bei mittlerem Tempo Joggen oder 90 Minuten in flottem Tempo Fahrrad fahren. Hat sie sich aber den ganzen Tag über bereits viel bewegt – treppauf, treppab – und Hausarbeit verrichtet, statt Computer oder Roboter zu bedienen, reduziert sich die notwendige Freizeitbewegung natürlich auf ein realistischeres Maß. Dann sollte ein flotter Spaziergang von 30 bis 60 Minuten Dauer genügen. Zum Beispiel nach dem Abendessen.

Jede und jeder kann versuchen, im Rahmen des Möglichen so viel Energie wie möglich zu verprassen. Mangelnde körperliche Aktivität ist der wichtigste Risikofaktor für Übergewicht.

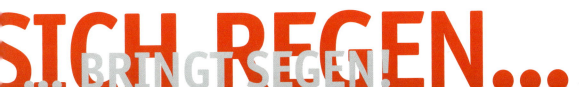

Welche körperliche Aktivität ist geeignet? Jede Art von körperlicher Aktivität ist besser, als sich nicht zu bewegen.

Aber je mehr große Muskelgruppen eingesetzt werden und je länger und rhythmischer eine Bewegung aufrechterhalten werden kann, desto sinnvoller ist sie. Schwimmen, rudern, joggen oder radeln leisten zum Beispiel beste Dienste. Selbst regelmäßiges Tanzen fördert die Fitness und die schlanke Linie und nicht zuletzt die Gesundheit. Natürlich sind Ballsportarten wie Tennis, Basketball, Badminton et cetera auch geeignet.

Sogar die Arbeit in Haushalt und Garten kann als ein sinnvolles Körpertraining betrachtet werden, sofern man weitgehend auf High-Tech-Geräte verzichtet, die die anstrengende Arbeit verrichten. Doch von allen Bewegungsformen ist für den Menschen das flotte Gehen am natürlichsten und unproblematisch zu verrichten. Zusätzlich zu diesen Ausdauerbelastungen sollten auch zwei- bis dreimal pro Woche Übungen zur Steigerung der Muskelkraft in das Bewegungsprogramm einbezogen werden. Für einen ausgewogenen Trainingseffekt würde sicherlich das so genannte Crosstraining sorgen, denn es beansprucht fast alle großen Muskeln in gleicher Weise. Doch es ist allein zu Hause kaum durchführbar – man ist auf eine entsprechende Ausstattung in einer Turnhalle oder einem Studio angewiesen.

Welche Intensität ist erforderlich? Ein Zuviel an körperlicher Anstrengung ist bedenklich, und zu wenig bringt nichts.

Wie immer kommt es auf die richtige Dosierung an. Diese lässt sich über den Pulsschlag überprüfen und steuern. Die Schlagfrequenz des Herzens gibt ein ausreichend genaues Bild über den Grad der körperlichen Anstrengung. Unter Ruhebedingungen pumpt das Herz etwa 60 bis 80 Mal pro Minute Blut ins Kreislaufsystem. Je höher die körperliche Belastung, desto mehr Blut muss pro Minute zur Versorgung der Muskeln mit Sauerstoff und Nährstoffen weitergepumpt werden. Entsprechend wird das Herz häufiger schlagen. Unter hohen Belastungen steigert sich der Puls dann im mittleren Alter bis auf 180 Schläge pro Minute, in jungen Jahren bis auf 200 und noch höher. Solch eine Höchstbelastung lässt sich aber nur kurzfristig durchhalten.

Nennenswerte Trainingseffekte sind mit einem derart intensiven Training nicht zu erzielen. Um alle gewünschten Gesundheits- und Schlankheitseffekte zu erzielen, müssen Intensität und Belastungsdauer aufeinander abgestimmt werden. Für die meisten Menschen ist eine moderate Belastungsintensität am sinnvollsten. Dabei ist auch die Unfall- und Verletzungsgefahr geringer, als bei hohen Intensitäten. Im Prinzip ist aber der Zuwachs an Fitness vergleichbar, gleichgültig ob man mit niedrigeren Belastungen über einen längeren Zeitraum oder mit höhere Belastungen über ein kürzeren Zeitraum trainiert. Entscheidend ist allein, dass die Summe an verbrauchter Energie für die jeweiligen Aktivitäten die gleiche ist. Es sollte immer eine Minimalbelastung erreicht werden.

SICH REGEN...
...BRINGT SEGEN!

Wer mit moderater Belastung trainiert und diese entsprechend länger durchhält, erreicht einen vergleichbaren Effekt wie bei hohen Belastungen und kurzer Belastungsdauer. Völlig untrainierte Menschen erzielen bereits einen Trainingseffekt, wenn sie sich mit 40 bis 50 Prozent der maximalen Herzfrequenz belasten. Bei besser Trainierten wäre diese Intensität aber zu gering, um weitergehende Trainigseffekte zu erzielen. Wenn der Trainingszustand so gut wird, dass die erforderliche Pulszahl nicht mehr erreicht wird, kann man die Belastung ganz einfach durch Anlegen von Gewichten steigern.

Wie häufig Sport? Wer weniger als zweimal pro Woche trainiert, darf weder einen messbaren Zuwachs an Fitness noch einen nennenswerten Effekt hinsichtlich der Gewichtskontrolle erwarten.

Einen eindeutigen Trainingseffekt erzielt, wer mindestens jeden zweiten Tag mit entsprechender Aktivität ertüchtigt. Mehr als fünfmal pro Woche sportlich aktiv zu werden, scheint aber keinen weiteren Zuwachs an Fitness zu bringen. Dennoch: Für den Energieumsatz ist es sinnvoll, sich möglichst täglich zu bewegen. Als ideal gilt, sich pro Tag 45 bis 60 Minuten mit moderater Intensität zu bewegen, mindestens aber 30 Minuten.

Aller Anfang ist schwer. Es fällt vielen Übergewichtigen natürlich sehr schwer, sportlich aktiv zu werden. Viele schämen sich ihrer Gestalt oder ihrer Unbeholfenheit.

Außerdem ist für einen untrainierten Dicken schon eine geringe Belastung äußerst mühsam. Aber das ist auch nicht verwunderlich – wer 20 oder 30 Kilo Übergewicht mit sich herumschleppt, dem geht genauso schnell die Puste aus wie einem untrainierten Schlanken, der einen 30-Kilo-Koffer auf seinem Spazierweg mitführt. Übergewichtige müssen solche Belastungen, beispielsweise längeres flottes Gehen, erst langsam trainieren. Bis zu einigen Wochen, wobei kontinuierlich die Dauer oder die Intensität etwas gesteigert werden können. Dann macht sich der Erfolg bald in Form einer besseren Kondition bemerkbar. Für viele erweist es sich als hilfreich, die sportliche Aktivität in Gruppen von Gleichgesinnten durchzuführen – besonders am Anfang, wenn es noch sehr schwer fällt, den inneren Schweinehund zu überwinden.

Am besten schließt man sich einer Gruppe an, die von professionellen und einfühlsamen Fitnesstrainern betreut wird. Manche Fitness-Studios bieten inzwischen spezielle Kurse und Programme nur für Übergewichtige an. Je besser die Unterstützung und Akzeptanz durch die Umwelt, je realistischer die Ziele und je größer der Faktor Freude bei der Bewegung ausfällt, desto größer wird die Motivation sein, dem Sportprogramm treu zu bleiben.

Diese Kapitel ist der Umsetzung der LOGI-Methode in die tägliche Praxis gewidmet. Da Menschen Individuen mit ganz unterschiedlichen Ansprüchen, Vorlieben und Abneigungen sind, wird es unmöglich sein, Ihnen, verehrter Leser, durch ganz persönliche Tipps gerecht zu werden. Aber bestmöglich: In dieses Kapitel gehen die vielseitigen Erfahrungen zahlreicher Ernährungsberater, Ärzte und Patienten und nicht zuletzt die des Autors ein.

LOGI für alle. Es gibt keine medizinische bzw. gesundheitliche Begründung, sich nicht nach LOGI zu ernähren.

Am meisten profitieren davon **Übergewichtige** und **Patienten mit erhöhten Blutfett- und Blutzuckerwerten**. Vor allem solche mit einem voll ausgeprägten **Metabolischen Syndrom** aber auch **Patienten mit Diabetes mellitus**. Trotz des hohen Fleischanteil müssen auch übergewichtige **Patienten mit krankhaft erhöhten Harnsäurewerten bzw. mit Gicht** keine Angst davor haben, diese Ernährungsmethode einzuhalten. Selbst gesunde und schlanke Menschen können von LOGI profitieren. Denn mit hoher Wahrscheinlichkeit werden sie mit LOGI ihr Gewicht auf Dauer besser kontrollieren können und die Entwicklung von Übergewicht bzw. das Risiko, eines gestörten Fett- und Zuckerstoffwechsels, oder Diabetes mellitus zu entwickeln, minimieren. Und da LOGI absolut bedarfsdeckend ist, ist es selbstverständlich auch **Schwangeren** und **stillenden Müttern** zu empfehlen.

Auch für **Kinder** ist Essen nach der LOGI-Methode im Prinzip kein Problem. Denn LOGI liefert alle Nährstoffe, die Kinder brauchen. Kinder sind Nudelfans und es spricht sicherlich nichts dagegen, ihnen die leckeren LOGI-Rezepte zuzubereiten und dazu eine kleine Portion Nudeln zu kochen. Aber denken Sie daran, wenn Kinder in ihrer Freizeit nicht sehr intensiv toben oder Sport treiben, benötigen sie gar nicht so viele Kalorien und Kohlenhydrate. Kinder bewegen sich heute im Allgemeinen weit weniger als noch vor wenigen Jahrzehnten. Viele ihrer Freizeitaktivitäten finden – wie bei den Erwachsenen – im Sitzen statt: lernen und spielen am Computer oder fernsehen. Entsprechend ist LOGI besonders empfehlenswert für die vielen bewegungsarm aufwachsenden Kinder mit leichtem oder schon deutlichem Übergewicht. Bei schlanken und körperlich sehr aktiven Kindern könnten bei strenger Ernährung nach LOGI Probleme auftreten, die Energieversorgung ausreichend zu decken (siehe auch Sportler). Solche Kinder können sich am ehesten die beliebten Pastas, Pommes und Pizzas erlauben, insbesondere an den Tagen, an denen Sie tatsächlich Sport treiben: Dann haben sie sich ihre Kohlenhydratportion auch wirklich verdient.

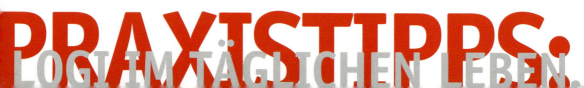

PRAXISTIPPS:
LOGI IM TÄGLICHEN LEBEN

Auch für **Hobbysportler** aller Art, die ein paar Mal die Woche ihren Körper in Schwung bringen, birgt LOGI keinerlei Hindernis. Auch wenn es auf den ersten Blick befremdlich scheint, nur noch wenig von dem Sportler-Supertreibstoff Kohlenhydrate zu essen. Neue Studien haben gezeigt, dass man nach einer Adaptionsphase von ein bis zwei Wochen auch mit einer relativ fettreichen, kohlenhydratarmen Kost hohe Ausdauerbelastungen ohne Leistungseinbruch, aber mit verbesserten medizinischen Werten absolvieren kann.

Nur bei **Leistungssportlern** gibt es klare Ausnahmen: Alle Sportarten, die intervallartige Höchstbelastungen abverlangen, wie zum Beispiele die Ballsportarten, bedingen eine hohe Verfügbarkeit des Kohlenhydrat-Treibstoffs für die beanspruchte Muskulatur. Das gleiche gilt für Ausdauersportarten, bei denen zwischendurch Maximalbelastungen auftreten (Zwischenspurt, Berganstiege etc.). Solchen Leistungssportlern sei guten Gewissens geraten, einige Tage vor geplanten Höchstleistungen, zum Beispiel vor Wettkämpfen, eine hohe Kohlenhydratzufuhr anzustreben, um die Glykogenreserven maximal aufzufüllen. Auch direkt nach solchen Belastungen empfiehlt es sich, zur schnelleren Regeneration mindestens einen Tag noch sehr kohlenhydratbetont zu essen. Aber für das Training zwischendurch oder auch für Ausdauersportarten, die keine Belastungsspitzen abverlangen, ist LOGI empfehlenswert.

Etwas schwieriger wird es für **Vegetarier** sein, LOGI zu leben. Wer bei der Lebensmittelauswahl Fleisch, Fisch und Geflügel ausspart und als tierische Nahrungsmittel nur Milch, Milchprodukte und Eier akzeptiert, dem wird die LOGI-Methode sehr wenig Abwechslung bieten. Selbstverständlich kann und muss man bei vegetarischer Lebensweise umso mehr pflanzliche Eiweißträger wie beispielsweise die diversen Soja-Produkte einbeziehen. Aber ein großes Vergnügen wird es wohl für die wenigsten werden. Manche »Vegetarier« akzeptieren auch Fisch. Dann sind sie zwar per Definition keine Vegetarier, tun sich aber aller Voraussicht nach viel leichter mit der LOGI-Methode. **Veganer** hingegen, also Menschen, die auf alle tierischen Produkte verzichten, werden sich so extrem einschränken müssen, dass eine adäquate Nährstoffversorgung sicherlich gefährdet wäre.

Speziell für **Gichtpatienten** noch ein Wort: Eine Ernährungsumstellung kann möglicherweise ihr schmerzhaftes Leiden lindern. An erster Stelle steht die Gewichtsabnahme. An zweiter Stelle steht die Einschränkung von Alkohol. An dritter Stelle die Reduktion der Kohlenhydrate – einerseits um den Insulinspiegel möglichst niedrig zu halten und andererseits, um besser abnehmen zu können.[1] Beides ist durch LOGI mit hoher Wahrscheinlichkeit erreichbar. Erst wenn diese Maßnahmen wirklich nicht helfen sollten, kann eine Senkung der Purinaufnahme über die Nahrung die günstigere Lösung sein. Dann sollten Sie auf Innereien, Zunge, Ölsardinen, Sardellen, Sprotten, Heringe, Bücklinge sowie Miesmuscheln und Hummer möglichst ganz verzichten. Zudem ist ein eingeschränkter Verzehr von Fleisch, Fleischwaren, Fleischsuppen, Saucen und Hülsenfrüchten sowie Spargel, Spinat und frischen Erbsen ratsam. Aber: Maßvoller Konsum von Fleisch und Geflügel und anderer Fischarten ist in der modernen Gichtdiät erlaubt.[1] Der Großteil der Eiweißversorgung muss dann aber über Milchprodukte (Sauermilchprodukte bevorzugen!), Eier und pflanzliche Eiweiße gestaltet werden. Auch durch Kochen von Fleisch können Purine herausgelöst werden. Von Fleischbrühe ist jedoch entsprechend eher abzuraten. Wenn das alles nicht ausreicht, wird der Arzt schließlich eine gezielte medikamentöse Therapie empfehlen.

LOGI-Rezepte sorgen für Abwechslung. Dieses Kapitel versteht sich als Bindeglied zwischen der Theorie und der Praxis in Form der Rezepte. Eigentlich brauchen Sie gar keine speziellen Rezepte, denn LOGI verwendet alle üblichen Grundnahrungsmittel, die auch ganz konventionell zubereitet werden können – und sollen. Was die Nahrungsauswahl betrifft, so erklärt sie sich durch die LOGI-Pyramide von selbst: Auf Kartoffeln, Brot, Weißmehlprodukte, Süßspeisen, mit Zucker gesüßte Getränke etc. sollten Sie weitgehend verzichten und von Vollkornprodukten, Nudeln und Reis sehr viel seltener und auch weniger essen, als für die meisten von Ihnen bislang üblich war.

Obwohl Sie sich ja quasi an all den anderen Köstlichkeiten, die der Markt bietet, satt essen dürfen, zeigt sich in der Praxis immer wieder, dass manche Menschen einfach nicht wissen, was sie Tag für Tag essen sollen. Der weitgehende Verzicht auf unsere geliebten stärkehaltigen Dickmacher scheint etwas mehr Eintönigkeit ins Leben zu bringen. Um der Phantasie auf die Sprünge zu helfen, sind im zweiten Teil des Buches leckere Rezepte aufgeführt, die nicht nur an den verschiedenen Mahlzeiten orientiert sind, sondern auch noch verschiedene, typische Lebenssituationen berücksichtigen. Die Rezepte sind so ausgearbeitet, dass sie ganz ohne die Sättigungsbeilagen wie Brot, Kartoffeln, Reis, Nudeln etc. auskommen. Wer das nicht schafft, kann immer noch ein wenig davon hinzufügen – auch ohne Rezept, aber immer mit dem Wissen, dass es für Linie und Stoffwechsel dann umso problematischer wird. Wenn Ihre Familie nicht auf die Sättigungsbeilagen verzichten mag, werden Sie sie sicherlich auch weiterhin kochen. Dann gilt es eine große Portion mehr Selbstdisziplin zu zeigen: Essen Sie selbst entsprechend wenig von den Kohlenhydratträgern. Dafür können Sie aber mehr von den anderen Bausteinen der Mahlzeit, also von Gemüse und Salat, von Fleisch, Fisch, Eiern oder Milchprodukten verzehren.

Ein Grundsatz sei nochmals erwähnt und vorausgesetzt: Essen Sie immer erst dann, wenn sich der Hunger meldet, und beenden Sie die Mahlzeit, sobald sich die Sättigung einstellt – sonst trainieren Sie dem Körper sein natürliches Essverhalten hinsichtlich Hunger- und Sättigungsregulation ab!

Getränke. Die meisten Menschen trinken gerne Kaffee oder Tee zum Frühstück sowie zwischendurch. Dagegen gibt es keine Bedenken, auch gegen einen Hauch Zucker als Süßungsmittel ist wenig einzuwenden.

Auch ein klein wenig Honig, sofern er geschmacklich passt, darf sein. Honig hat sogar einen niedrigeren Glykämischen Index und ist insofern etwas günstiger. Nicht zu empfehlen ist reiner Fruchtzucker (Fruktose). Er hat zwar eine günstigere Blutzuckerwirkung, führt aber zu ungünstigen Wirkung im Fettstoffwechsel. Süßstoffe, in Maßen eingesetzt, kann man durchaus verwenden – sofern Sie deren Geschmack akzeptieren.

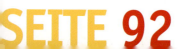

Bei der Auswahl von **Fruchtsäften** sollten Sie sehr kritisch sein. Frisch gepresste Säfte sind zu bevorzugen. Bei kommerziell erworbenen sollten Sie diejenigen ohne Zuckerzusatz bevorzugen, denn ein Viertelliter marktüblicher Orangen- oder Apfelsaft als Nektar oder aus Konzentrat enthält schon etwa neun Gramm Zucker! Die meisten Erfrischungsgetränke, also Colas und Limos aller Art, enthalten sehr viel Zucker bzw. Glukosesirup oder auch Fruktosesirup als Süßungsmittel. Glukosesirup sorgt bei entsprechenden Trinkmengen schnell für eine exorbitant hohe Glykämische Last. Fruktosesirup ist in großen Mengen aus gesundheitlichen Gründen abzulehnen. Deshalb sind bei diesen Erfrischungsgetränken grundsätzlich die mit Süßstoff gesüßten vorzuziehen!

Alkoholische Getränke sind natürlich auch nur in Maßen zu genießen. Alkohol enthält mit 7 Kalorien pro Gramm eine gehörige Portion Energie. Dazu kommt meist noch Zucker als Energieträger sowie dessen Wirkung auf den Blutzucker. Am sinnvollsten sind deshalb alkoholische Getränke mit geringem Kohlenhydrat- bzw. Zuckergehalt. Somit sind Mixgetränke aber auch würziges Bier mit seinen Anteilen an Hopfen, Malz, oder Weizen nicht sonderlich günstig. Auch bei Wein sollten Sie immer trockenen, das heißt durchgegorenen mit entsprechend geringem Zuckergehalt, bevorzugen. Außerdem ist zu bedenken, dass der Organismus Alkohol nicht speichern kann, und dieser deswegen immer sofort verbrannt werden muss. Dadurch hemmt der Alkoholstoffwechsel die Fettverbrennung. Nicht zuletzt ist es nur sehr moderater Alkoholgenuss und das nur bei Erwachsenen über 40 oder 50 Jahren, der gesundheitlich günstige Wirkungen erwarten lässt.[2-4] Das Motto »Viel hilft viel« trifft nur selten zu – und für Alkohol auf keinen Fall. Ein erhöhter Alkoholkonsum ist mit erheblichen gesundheitlichen Risiken verbunden.[4] Mehr als ein oder zwei Gläschen Wein – Männer bis zu 0,4 Liter und Frauen bis zu 0,3 Liter Wein pro Tag – sollten deshalb nicht sein. Obwohl oft anders dargestellt, gibt es übrigens keinen Beleg dafür, dass Rotwein aus gesundheitlicher Sicht günstiger ist als Weißwein.

Frühstück. Bei unserem heutigen Lebensstil können Sie die alte Regel »Frühstücken wie ein Kaiser...« getrost vergessen.

Vor allem wenn Sie abends eine eiweißreiche Mahlzeit eingenommen hatten, werden Sie in der Früh kaum oder nur wenig Hunger haben. Entsprechend sollten Sie dann auch nichts oder nur wenig essen und die Nahrungszufuhr für später aufsparen. Das bedeutet für Berufstätige: Zwischenmahlzeiten sind zu organisieren. Wer ohne Hunger frühstückt, wird trotzdem nach einigen Stunden wieder Hunger haben – und das umso stärker, je mehr Kohlenhydrate mit hohem Glykämischen Index er verzehrt hat.

Getreideprodukte: Die meisten Menschen haben in der Früh am ehesten Schwierigkeiten, auf Kohlenhydrate zu verzichten. Wenn es also Brot oder Brötchen, Getreideflocken oder Müsli sein muss, dann sollten unbedingt die Vollkornvarianten eingesetzt werden. Ausserdem sollte man sie am besten mit Milch oder Milchprodukten kombinieren, da diese, wie schon erwähnt, den Blutzuckeranstieg bzw. den Glykämischen Index einer Mahlzeit deutlich senken. Aber nicht vergessen: Auf die Glykämische Last kommt es an – also auch von diesen günstigen Produkten wegen des hohen Kohlenhydratgehalts nur relativ wenig essen! Inzwischen bieten verschiedene Bäcker auch Spezial-Brote und andere Backwaren mit niedrigem Kohlenhydratgehalt an. Die Websites von Low Carb-Diskussionsforen, Selbsthilfegruppen usw. liefern viele Informationen dazu und eine Fülle von Rezeptideen, wie man kohlenhydratarme Ersatzprodukte kreieren kann:

http://www.ketarier.de oder http://www.ketario.de oder http://www.atkinsforum.de

Brotbelag: Wer zum Frühstück Vollkornbrot isst, sollte als Bei- oder Auflage natürlich die süßen Produkte wie Marmelade oder Honig und Ähnliches meiden und auf fettarme Wurst, kalten Braten oder Schinken bzw. auf Käse und Quark zurückgreifen. Auch ein Brot mit Butter und gesalzenen Tomaten oder Gurken ist köstlich.

Obst: Generell kann jedes frische Obst als wichtiger Frühstücksbestandteil angesehen werden. Was für Getreideprodukte gilt, trifft auch auf Obst zu. Zu dieser Tageszeit sind Kohlenhydrate am günstigsten zuzuführen. Bevorzugen Sie aber die zuckerärmeren Sorten.

Gemüse: Generell kann jedes frische Gemüse als wichtiger Frühstücksbestandteil angesehen werden. Immer mehr Frühstücksbüfetts bieten Tomaten und Gurkenscheiben an. Auch im Privathaushalt sind sie oder auch andere rohe Gemüsesorten, wie Paprika, Radieschen, Kohlrabi oder Karotten, im Nullkommanix aufgeschnitten auf dem Tisch.

Milchprodukte: Alle Milchprodukte lassen sich gut ins Frühstück einbeziehen. Generell sind Sauermilchprodukte wegen ihres geringeren Zuckergehalts vorzuziehen. Deshalb sind Sauer- oder Buttermilch oder auch Kefir bzw. Joghurt die bessere Alternative zum Müsli.

Eier: Keine Angst vor Eiern. Bei den meisten Menschen beeinflussen sie den Cholesterinspiegel nicht oder nur so geringfügig, dass es nicht einmal der Rede wert ist. Es gibt nur wenige Nahrungsmittel, die bei so geringen Kosten solch ein Bündel an lebenswichtigen Nährstoffen bieten. Jede Variante ist empfehlenswert. Außerdem ergänzen sie geschmacklich hervorragend diverse Fleisch- und Fischspeisen.

Fleisch: Bei Fleisch und Fleischwaren sollten Sie die fettarmen Varianten bevorzugen. Wenn es schmeckt, spricht auch nichts gegen ein Steak in aller Früh. Die meisten werden jedoch eher Traditionelles bevorzugen, also Schinken oder Wurst.

Fisch: Obwohl Fisch zum Frühstück nicht jedermanns Sache ist, werden auf Büfetts in Hotels immer häufiger diverse Fischsorten angeboten. Aus gesundheitlichen Gründen sollten Sie die fettreichen Sorten wegen ihrer Omega-3-Fettsäuren bevorzugen, also Lachs oder Makrele. Sie werden häufig in geräucherter Form angeboten.

PRAXISTIPPS:
LOGI IM TÄGLICHEN LEBEN.

Des Autors Liebstes: Zu Hause trinke ich nach dem Aufstehen meist Kaffee mit Milch und begehre dazu nur eines - eine Tageszeitung. Sobald der Hunger einsetzt, esse ich der Saison entsprechendes, frisches Obst und dazu einen Becher Buttermilch. Das sättigt und befriedigt mich und wegen der Buttermilch bleibt das nach Obstverzehr typische Hunger–Zwicken im Magen aus. Bin ich unterwegs im Hotel, esse ich gerne Lachs mit Eiern, dazu Tomaten und Gurken. Oder ich lasse mir ein Omelett bereiten mit Eiern, Schinken, Frühlingszwiebeln oder Schnittlauch, Tomaten und Käse. Das ganze mit einem kräftigen Schuss Tabasco-Sauce gewürzt. Das Brot lasse ich meist links liegen. Zur Nachspeise esse ich dann gerne frische Früchte mit oder ohne Joghurt.

Zwischenmahlzeiten: »Was soll ich zwischendurch essen, wenn der Hunger unverhofft angreift?« Das dürfte eine der am Häufigsten gestellten Fragen sein. Denken Sie immer daran: Eiweiß sättigt am besten.

Zu Hause: Für die Zwischenmahlzeiten zu Hause kennt die Fantasie keine Grenzen. Ein klarer Favorit sind hart gekochte Eier. Die können Sie immer vorbereitet im Kühlschrank haben. Dazu ein wenig gute Mayonnaise oder Fischpaste etc. Einfach köstlich und sehr sättigend und befriedigend. Natürlich bieten sich auch immer Obst- und Gemüsestücke an, gerne auch mit Frischkäse oder Ähnlichem. Für unsere Breitengrade eher ungewöhnlich aber über- aus köstlich auch als Dip zu Gemüsesticks zu verwenden: Erdnussbutter. Klassiker sind natürlich auch saure Gurkten oder andere eingelegte Gemüse und Oliven. Einfach aber ein wenig aufwändiger: Reste von kaltem Fleisch, Geflügel oder Fisch kann man bis zu zwei Tagen im Kühlschrank aufbewahren. Bei Hunger klein portioniert in Salat- oder Krautblätter einwickeln und genießen.

Des Autors Lieblingssnack ist neben gemischten Nüssen vor allem luftgetrocknete italieni- sche Salami, die er Scheibchen für Scheibchen je nach Hunger abschneidet und pur in aller Ruhe auskostet. Dazu ein oder zwei kleine Gürkchen – und das Leben ist schnell wieder in Ordnung!

Unterwegs: Die Favoriten für den Hunger zwischendurch und unterwegs sind die diversen Nusssorten. Vergessen Sie den Kaloriengehalt der Nüsse! Wer sie als eigenständige Mahlzeit bzw. als Zwischenmahlzeit isst, kann sich damit bestens sättigen und befriedigen, ohne das Risiko einzugehen, zu viel Energie aufzunehmen. Aber auch Wurst-Dauerwaren oder auch spezielle Eiweißriegel (in Sportfachgeschäften) – unbedingt auf den Kohlenhydratanteil achten! – kann man zur Abwechslung einbeziehen. Diese Nahrungsmittel sind eiweißreich und verbraucherfreundlich verpackt, leicht portionierbar und darüber hinaus fast überall verfügbar.

Süßattacken: Wenn einen der Süßhunger zwischendurch packt oder auch zum Kaffee am Nachmittag ein wenig Süße den Appetit auf das Stück Kuchen vergessen machen soll, heißt der Favorit Schwarze Schokolade, Edelbitter. Diese ist zuckerarm und eiweiß- und fettreich. Sie sollte aber mindestens 70 Prozent Kakaobohnen-Anteil haben. Meist genügt ein kleines Stück davon, um diese süße Attacke abzuwürgen.

Mittagsmahlzeiten: Das Mittagessen hat sich erfahrungsgemäß als leichteste Übung für LOGI-Neulinge herausgestellt.

Da steht die ganz Palette an konventionellen Gerichten zur Verfügung: Fleisch-, Geflügel- oder Fischgerichte mit diversen Gemüsen und bzw. oder Salaten als Beilage. Da können sie nach Herzenslust zulangen, wenn Sie auf die stärkereichen Sättigungsbeilagen verzichten. Das LOGI-Prinzip lässt sich auch hervorragend auf das Essen in Restaurants und für unterwegs übertragen.

Das gilt für die deutsche Küche wie auch für die fremdländischen Spezialitätenrestaurants. Verlangen sie bei der Bestellung einfach an Stelle von Reis oder Nudeln etc. eine größere Portion oder eine Extraportion Gemüse oder Salat. Ich habe noch nie erlebt, dass mir dieser Wunsch abgeschlagen wurde. Und ein gut zubereitetes Steak schmeckt auch ohne Sättigungsbeilage ganz hervorragend – man gewöhnt sich ganz schnell daran. Ein Pferdefuß ist allerdings die Tradition, dass im Restaurant sofort ein gefüllter Brotkorb bereit gestellt wird – dazu auch noch Butter oder Schmalz. Diesen sollten sie gleich ablehnen oder ganz schnell wieder entfernen lassen. Denn wenn der Hunger groß ist, wird das Verlangen nach dem schnellen, wohlmundenden Hungerkiller entsprechend sein. Besser wären, wie in manchen Restaurants in Frankreich noch üblich, rohe Gemüsestäbchen mit Quark oder Frischkäse.

Nachspeisen: Als Klassiker der Nachspeisen bietet sich, ob mittags oder abends, die italienische Tradition an: Käse mit Obst!

Natürlich können Sie auch diverse Quarkspeisen, Obstsalate, Kompotte und Cremes etc. als relativ günstig ansehen.

Abendmahlzeiten: Als besonders schwierig hat sich in der Praxis merkwürdigerweise die Abendmahlzeit herausgestellt.

In Deutschland zumindest hat das Abend»brot« Tradition. Meist ist die Abendmahlzeit kalt – mit Brot als Basis, dazu Aufschnitt oder Käse, Tomaten und Gurken etc. Es bedarf vielleicht einer gewissen Zeit der Gewöhnung, aber ein guter Käse schmeckt auch pur mit Tomaten oder Paprika oder Gurken hervorragend. Oder man wählt die süßere Variante mit Trauben oder einem anderen Obst. Übrigens ist auch kaltes Fleisch in Kombination mit Früchten – obwohl in unseren Breiten eher ungewöhnlich – etwas gar Köstliches. Wenn es ganz schnell gehen und dabei gesund und auch noch billig sein soll, dann schlägt die Stunde für Fisch aus der Dose. Ölsardinen in Olivenöl! Oder auch Makrele oder Thunfisch. Dazu ein wenig Paprika, Tomaten und Gurken.

Und am Abend bietet es sich natürlich auch am besten an, sein Gläschen Wein zum Essen zu genießen. Wer es abends lieber warm mag, für den gilt natürlich das Gleiche, was bereits zu Mittagsmahlzeiten gesagt wurde.

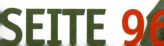

Essen nach LOGI – auch unterwegs. Sie sind häufig unterwegs und verspüren plötzlich großen Hunger?

Ganz gleich, welchen Imbissstand oder welches Geschäft Sie auch aufsuchen, überall werden Ihnen Gerichte angeboten, die vor allem Kohlenhydrate liefern: belegte Brötchen, Hot Dogs, Hamburger, Fischbrötchen, Brezeln, Pizza-Baguette. Und überall sind es auch noch helle, schnell aufschließbare Kohlenhydrate, die Sie ja nach LOGI eigentlich meiden sollen. Was also tun? In Fast Food-Restaurants erfüllt der gemischte Salat mit Ei Ihre Ansprüche. Bestellen Sie sich dazu einen Hamburger, lassen aber mindestens eine Brötchen-Hälfte liegen. Auch im Supermarkt wird in der Regel vorportionierter Salat zum Mitnehmen angeboten. Am Imbissstand ist die Linsen- oder Bohnensuppe mit Wursteinlage ideal. Eine große Hilfe sind auch türkische, arabische und asiatische Imbissstände und Restaurants: Dort können Sie zwischen Eintöpfen mit Hülsenfrüchten, mit Fleisch gefülltem Gemüse, Salat mit Thunfisch oder Döner oder Falafel (frittierte Kichererbsenbällchen) mit Salat und Sauce wählen. Wird Brot als Beilage gereicht, lassen Sie wenigstens die Hälfte zurückgehen. Bei den Asiaten ist auch die Auswahl an Fleisch, Geflügel und Fisch mit Gemüse perfekt – Sie sollten nur auf den Reis ganz oder weitgehend verzichten. Die weiße Mehlpampe schmeckt doch ohnehin nicht so großartig. Wenn Ihnen der Sinn eher nach Süßem steht: Kaufen Sie sich Obst an einem Obststand und ergänzen Sie die Mahlzeit durch Buttermilch oder einen ungesüßten Joghurt aus dem Supermarkt. Oder gönnen Sie sich eine Tüte Nüsse oder ein bis zwei Streifen Edelbitterschokolade. Haben Sie also auch unterwegs konsequent das LOGI-Prinzip – Eiweißlieferant plus Gemüse oder Obst – im Kopf, dann macht Ihnen Ihre Imbissmahlzeit keinen Strich durch die LOGI-Rechnung!

Sündigen ist verzeihlich. Die wenigsten werden es sofort schaffen, auf ihre geliebten Kartoffeln oder Brötchen weitgehend zu verzichten und nur ganz wenig Reis und Nudeln zu verzehren.

Wer beginnt, sich nach der LOGI-Methode zu ernähren, kann sich kaum vorstellen, dass das überhaupt möglich ist. Gottlob wird man, sofern man es einige Tage durchhält, feststellen, dass es viel einfacher funktioniert, als vermutet. Darüber hinaus nimmt der Kohlenhydrathunger mit der Zeit immer stärker ab. Und wenn man sich darauf einlässt, nur noch dann zuzuschlagen, wenn die Kartoffeln gerade unwiderstehlich gut sind (beispielsweise kleine Ofenkartoffeln in Olivenöl und Rosmarin ausgebacken für den Autor!) und das frische Brot all zu köstlich schmeckt, dann ist das durchaus tolerabel. Allerdings gilt der Grundsatz: Einmal sündigen ist okay, ständig sündigen, und man schneidet sich ins eigene Fleisch.

Wichtig ist vor allem: Wenn Sie einmal nicht an sich halten konnten, nicht verzagen und aufgeben, sondern einfach mit LOGI weitermachen! Sie müssen dann zu Ihrer LOGI-Methode zurückfinden, als wäre nichts gewesen. Der Körper wird es schnell verzeihen!

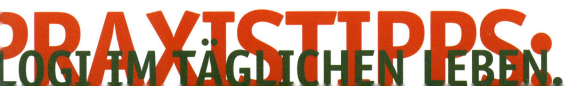

PRAXISTIPPS:
LOGI IM TÄGLICHEN LEBEN.

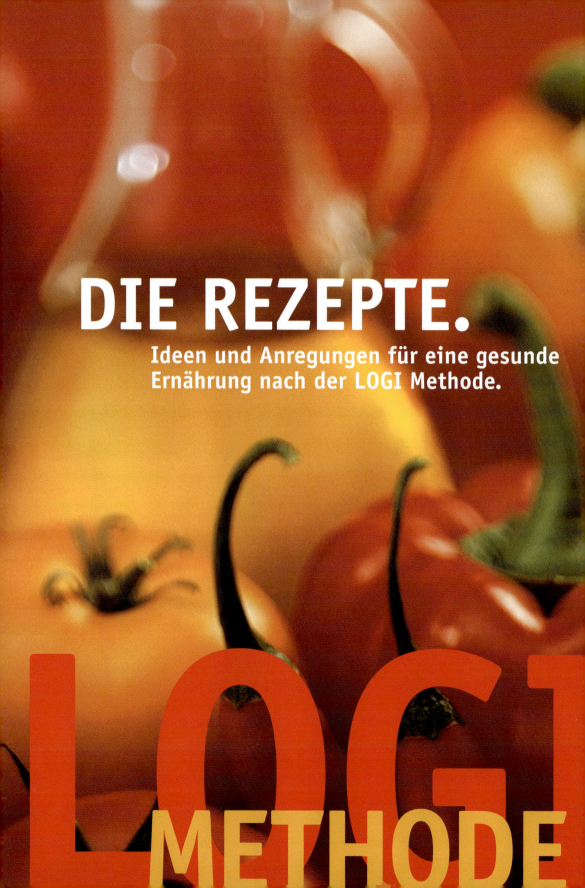
DIE REZEPTE.
Ideen und Anregungen für eine gesunde Ernährung nach der LOGI Methode.

LOGI METHODE

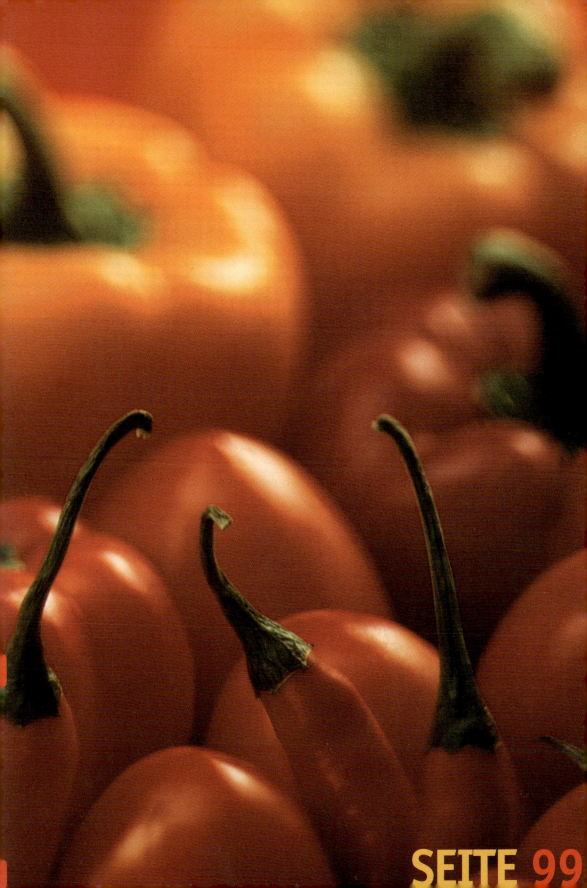
SEITE 99

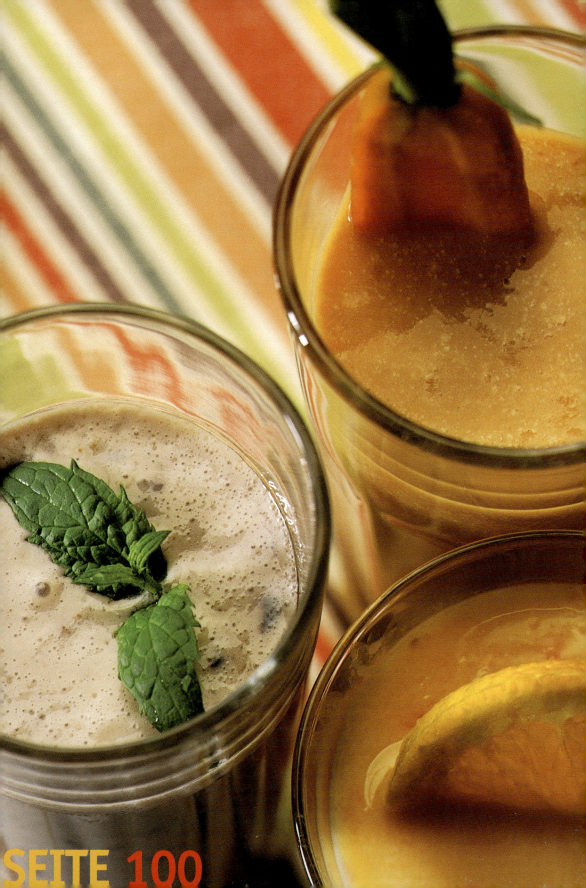
SEITE 100

Shakes, Smoothies, Flips – in Vielfalt und Aroma gibt es für Milchmixdrinks keine Grenzen. Ob geschüttelt, püriert oder gerührt sind sie ein ideales Frühstück für alle, die morgens noch nichts essen mögen. Und als leichte Zwischenmahlzeit tolle Eiweißspender, die lange sättigen.

Heidelbeer-Milchshake. 100 g Heidelbeeren, frisch oder tiefgekühlt. 125 ml Milch. 4 EL Joghurt. 2 EL Honig.

Zitrusfrüchte-Flip. 100 ml frisch gepresster Orangensaft. 100 ml frisch gepresster Grapefruitsaft. 2 EL Zitronensaft. 1 sehr frisches Ei. 2 EL Joghurt. 1 EL Honig. 1 Msp. Zimt. 1 mandelgroßes Stück Ingwer.

Möhren-Sanddorn-Kefir. 100 ml Möhrensaft. 50 ml frisch gepresster Orangensaft. 100 ml Kefir. 1/2 Banane. 1 EL Honig. 1 EL Sanddornmark. 50 g Naturtofu.

Mango-Lassi mit Sojamilch. 1/2 reife Mango. 50 g Joghurt. 50 ml Sojamilch. 50 g Naturtofu. 3 Eiswürfel.

Die Zubereitung ist denkbar einfach: Alle Zutaten des jeweiligen Drinks in einen Blender geben und etwa 30 Sekunden – Mango-Lassi 45 Sekunden – auf höchster Stufe mixen. Funktioniert auch mit einem Pürierstab.

1 Portion Heidelbeer-Milchshake: ca. 260 kcal. 11% Eiweiß. 27% Fett. 62% Kohlenhydrate. Dieses Gericht liefert nur 83 kcal pro 100 g.

1 Portion Zitrusfrüchte-Flip: ca. 243 kcal. 17% Eiweiß. 31% Fett. 52% Kohlenhydrate. Dieses Gericht liefert nur 75 kcal pro 100 g.

1 Portion Möhren-Sanddorn-Kefir: ca. 300 kcal. 14% Eiweiß. 26% Fett. 59% Kohlenhydrate. Dieses Gericht liefert nur 75 kcal pro 100 g.

1 Portion Mango-Lassi mit Sojamich: ca. 260 kcal. 29% Eiweiß. 41% Fett. 30% Kohlenhydrate. Dieses Gericht liefert nur 86 kcal pro 100 g.

GUTEN START IN DEN TAG!

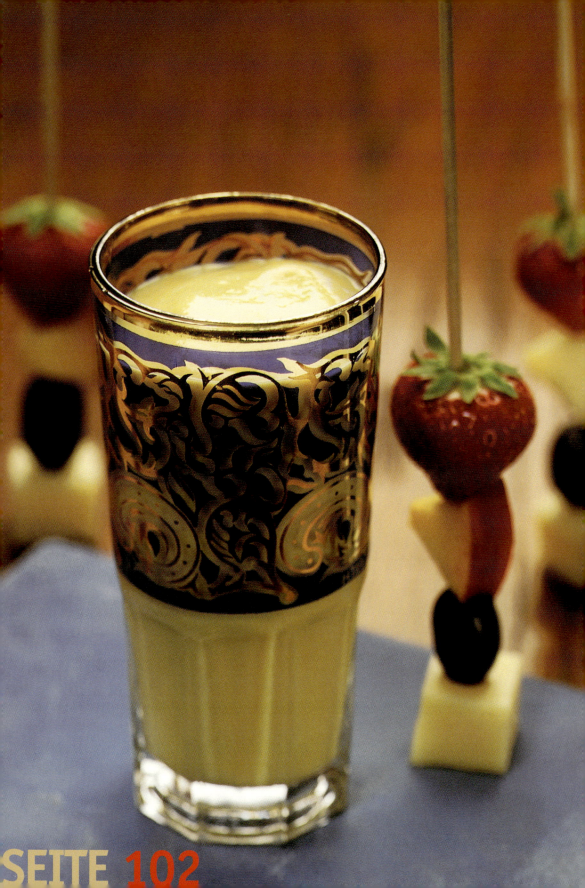

SEITE 102

Sättigende Snack-Ideen, die nur wenig Aufwand machen: Früchte-Käse-Spießchen, Camembert oder Mozzarella mit Cocktailtomaten, Birne mit Brie und andere Köstlichkeiten können Sie sich nach Gusto zusammenstellen. Der Hallo Wach Shake und die angefrorene Beeren-Creme können Ihnen den Tag etwas versüßen.

Hallo Wach Shake. 1 Saftorange. 1 kleine Banane (ca. 80 g). 100 ml Kokosmilch.

Den Saft der Orange auspressen. Mit der Banane und der Kokosmilch pürieren.

Tipp: Sie können den Frucht-Shake auch mit 100 g Joghurt und 2 Spritzern Zitronensaft statt mit Kokosmilch auffüllen. Der Joghurt verleiht ihm einen frischen, spritzigeren Charakter.

Angefrorene Himbeer-Creme. 100 g gefrorene Himbeeren. 1/2 TL Zitronensaft. 125 g Kefir. 1 Msp. Vanille-Aroma (Gewürz). Einige Minzblättchen.

Himbeeren mit Zitronensaft und Kefir mischen und 5 Minuten antauen lassen. Mit einem Pürierstab pürieren. Mit Vanille abschmecken. Wer es lieber richtig süß mag, kann noch 2 Tropfen Süßstoff unterrühren. Bei Zimmertemperatur noch 5 Minuten ruhen lassen. Die Minze in feine Streifen schneiden und unterziehen. Sofort verzehren.

1 Portion Hallo Wach Shake: ca. 258 kcal. 4% Eiweiß. 61% Fett. 35% Kohlenhydrate.
Dieses Gericht liefert nur 112 kcal pro 100 g.

1 Portion angefrorene Himbeer-Creme: ca. 117 kcal. 20% Eiweiß. 39% Fett. 40% Kohlenhydrate.
Dieses Gericht liefert nur 52 kcal pro 100 g.

GUTEN START IN DEN TAG!

Frische Früchte mit Quark oder Joghurt sorgen für einen glänzenden Start in den Tag. Die Quarkcremes können gut vorbereitet werden, wichtig ist, dass sie bis zum Verzehr abgedeckt kühl stehen. Zum Mitnehmen, z. B. fürs zweite Frühstück, die Früchte locker unter den Quark bzw. Joghurt heben und in eine Lunchbox mit gut schließendem Deckel geben, kühl stellen.

Frisches Obst mit Zimtjoghurt. 30 g Haselnüsse. 1 Orange. ½ Zitrone. 250 g gemischte Früchte der Saison. 200 g Joghurt. 1 EL Honig. ¼ TL Zimt.

Haselnusskerne hacken. Saft der Orange und der halben Zitrone auspressen. Die Früchte waschen bzw. schälen, ggf. trockentupfen und nicht essbare Teile entfernen. Das Obst in mundgerechte Stücke schneiden und sofort mit dem Saft und den Nüssen mischen. Joghurt mit Honig und Zimt glatt rühren und über den Obstsalat gießen.

Vanillequark mit frischen Erdbeeren. 150 g Magerquark. 100 g Joghurt. 2 EL Milch. 1 EL Honig. 1 Msp. gem. Bourbon-Vanille. 250 g Erdbeeren.

Quark, Joghurt, Milch, Honig und Vanille cremig rühren. Erdbeeren vorsichtig waschen und trockentupfen. Die Blütenkelche entfernen, die Früchte halbieren oder vierteln. Auf dem Quark in einem Schälchen anrichten.

Variante: Aprikosenquark mit Mandeln. 150 g Magerquark mit 150 g Joghurt, 1 EL Honig und 1 EL Mandelmus cremig rühren. 2-3 Aprikosen waschen, entkernen, in kleine Würfel schneiden und unterheben. 1 EL Mandelsplitter in einer trockenen Pfanne rösten bis sie duften und über den Quark streuen.

Variante: Himbeercreme mit Tofu. 150 g Naturtofu in Würfel schneiden. Mit 200 g Himbeeren, frisch oder angetaute Tiefkühl-Früchte, 80 g Magerquark, ½-1 EL Honig und 1 Spritzer Zitronensaft im Blender oder mit dem Pürierstab cremig pürieren.

1 Portion Frisches Obst mit Zimtjoghurt: ca. 526 kcal. 10% Eiweiß. 46% Fett. 44% Kohlenhydrate. Dieses Gericht liefert nur 94 kcal pro 100 g.

1 Portion Vanillequark mit frischen Erdbeeren: ca. 318 kcal. 35% Eiweiß. 17% Fett. 48% Kohlenhydrate. Dieses Gericht liefert nur 60 kcal pro 100 g.

1 Portion Aprikosenquark mit Mandeln: ca. 542 kcal. 26% Eiweiß. 44% Fett. 30% Kohlenhydrate. Dieses Gericht liefert nur 113 kcal pro 100 g.

1 Portion Himbeercreme mit Tofu: ca. 392 kcal. 40% Eiweiß. 33% Fett. 27% Kohlenhydrate. Dieses Gericht liefert nur 87 kcal pro 100 g.

GUTEN START IN DEN TAG

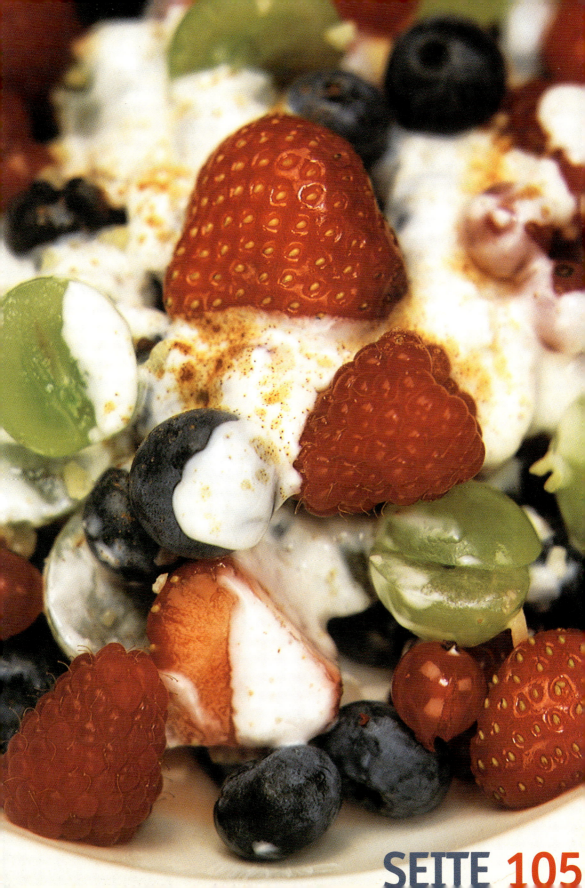

SEITE 105

Quark die Zweite – diesmal pikant. Die pikanten Cremes und Dips kann man auch prima zum zweiten Frühstück mitnehmen und Rohkoststifte dazu knabbern.

Radieschencreme mit Orangen. 1 große Orange. 1 Bund Radieschen. 200 g körniger Frischkäse. 1/2 TL Kräutersalz. 1 Msp. weißer Pfeffer. 1 TL Zitronensaft. Schwarzer Pfeffer aus der Mühle.

Orange schälen, in Spalten teilen und diese kreisförmig auf einem Teller anrichten. Die Radieschen putzen, waschen und grob raspeln. Mit Frischkäse, Salz, weißem Pfeffer und Zitronensaft verrühren. Die Radieschencreme in der Tellermitte anrichten. Mit schwarzem Pfeffer übermahlen.

Variante: Verfeinern Sie die Frischkäse-Creme mit frischen Kräutern wie Schnittlauch, Zitronenmelisse oder Sauerampfer. Statt Orangenspalten schmecken auch viele Gemüsesorten sehr gut dazu oder z. B. auch die Lammfleischbällchen von Seite 139.

Gemüsequark mit Oliven. Frische Petersilie und Dill. Je 1 gelbe und rote Paprikaschote. 1 kleine Tomate. 1 Möhre. 150 g Quark. 2 EL Joghurt. 2 EL Milch. 1/2 TL Kräutersalz. 1 Msp. Pfeffer. 1 Msp. Cayennepfeffer. 10 schwarze Oliven ohne Stein.

Petersilie und Dill – Menge nach Geschmack – waschen und trockentupfen. Paprika, Tomate und Möhren putzen, waschen und in Stücke schneiden. Zusammen mit den Kräutern im Blender oder mit dem Pürierstab fein zerkleinern. Quark, Joghurt, Milch, Kräutersalz und Pfeffer cremig rühren. Das Gemüse-Kräuter-Püree unterziehen. Mit Cayennepfeffer abschmecken. Die Oliven in Ringe schneiden und unter die Quarkcreme ziehen.

Tipp: Bei besonders großem Appetit zusätzlich Gemüsesticks der verwendeten Gemüse dazu reichen. Zum Dippen eignen sich auch Gurke, Sellerie, Kohlrabi und viele andere Sorten.

Variante: Der Gemüsequark schmeckt auch sehr lecker, wenn Sie 6 getrocknete, in Öl eingelegte Tomaten mitpürieren.

1 Portion Radieschencreme mit Orangen: ca. 295 kcal. 41% Eiweiß. 29% Fett. 31% Kohlenhydrate. Dieses Gericht liefert nur 55 kcal pro 100 g.

1 Portion Gemüsequark mit Oliven: ca. 316 kcal. 34% Eiweiß. 40% Fett. 26% Kohlenhydrate. Dieses Gericht liefert nur 54 kcal pro 100 g.

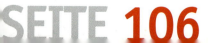

Feines für Genießer und Fisch-Fans. Und diese Cremes schmecken nicht nur am Vormittag! Zum Mitnehmen Creme und Gemüse jeweils separat in eine Lunchbox mit gut schließendem Deckel geben.

Lachscreme auf Knabberscheiben. 1 Frühlingszwiebel. 50 g Räucherlachs. 100 g Frischkäse. 2 EL Joghurt. 1 EL Dillblättchen. 1/4 TL Kräutersalz. 1 kleiner zarter Kohlrabi. 1 Mini-Gurke.

Frühlingszwiebel putzen, waschen und den weißen und hellgrünen Teil in feine Ringe schneiden. Lachs, Frischkäse, Joghurt, Dill und Kräutersalz pürieren. Die Zwiebelringe untermischen. Kohlrabi schälen, Gurke waschen und trockentupfen. Jeweils in etwa fingerdicke Scheiben schneiden. Die Gemüsescheiben wie Canapées mit der Lachscreme bestreichen.

Räucherforelle mit Schnittlauchquark. 1 Mini-Gurke. 1 kleines Bund Schnittlauch. 150 g Quark oder Schmand. 3 EL Joghurt. 1 TL ungeschwefelter Meerrettich (Glas). 1/4 TL Kräutersalz. 1 Msp. schwarzer Pfeffer. 6 Cocktailtomaten. 125 g geräuchertes Forellenfilet ohne Haut.

Gurke waschen, trockentupfen und grob raspeln. Schnittlauch waschen, trockenschütteln und in Röllchen schneiden. Quark, Joghurt, Gurkenraspel, die Hälfte der Schnittlauchröllchen, Meerrettich, Salz und Pfeffer cremig rühren – am besten mit dem Handrührgerät. Cocktailtomaten waschen, trockentupfen und halbieren. Die Forellenfilets mit dem Schnittlauchquark und den Tomatenhälften auf einem Teller anrichten. Mit Schnittlauchröllchen bestreuen.

Variante: Ersetzen Sie den Joghurt durch 3 EL Apfelmus oder 1 frisch geriebenen Apfel und schmecken Sie diesen Quark mit einem Schuss Calvados ab.

1 Portion Lachscreme auf Knabberscheiben: ca. 495 kcal. 22% Eiweiß. 65% Fett. 13% Kohlenhydrate.
Dieses Gericht liefert nur 91 kcal pro 100 g.
1 Portion Räucherforelle mit Schnittlauchquark: ca. 369 kcal. 53% Eiweiß. 33% Fett. 14% Kohlenhydrate.
Dieses Gericht liefert nur 66 kcal pro 100 g.

GUTEN START IN DEN TAG!

Etwas Warmes braucht der Mensch – manchmal schon am frühen Morgen. Eiergerichte versorgen Sie mit viel Energie für den Tag.

Spiegelei mit Bacon. 1/2 Kopf Salat. 1 Mini-Gurke. 1/4 TL Kräutersalz. 1 EL Rapsöl. 4 Scheiben Frühstücksspeck (circa 50 g). 2 Eier. Schwarzer Pfeffer aus der Mühle.

Salat waschen, trockenschleudern in mundgerechte Stücke zupfen und auf einem Teller anrichten. Gurke waschen, trockentupfen, in kleine Würfel schneiden. Die Gurkenwürfel mit Kräutersalz bestreuen und das Rapsöl untermischen. Die Gurken auf dem Salat verteilen. Frühstücksspeck in einer beschichteten Pfanne ohne Fett kross braten, herausnehmen. Die Eier im ausgelassenen Fett zu Spiegeleiern braten. Auf den Salat gleiten lassen, mit dem Speck belegen und mit Pfeffer übermahlen.

Tomaten-Rührei mit Mozzarella. 2 Tomaten. 6 Basilikumbättchen. 125 g Mozzarella. 2 Eier. 2 EL Milch. 1/2 TL Kräutersalz. 1 Msp. schwarzer Pfeffer. 1 EL Rapsöl. 1 TL Olivenöl. 1 TL Aceto Balsamico. Schwarzer Pfeffer aus der Mühle.

Tomaten waschen, Stielansätze herausschneiden und eine Tomate in kleine Würfel schneiden. Die Hälfte des Mozzarellas ebenfalls fein würfeln. 3 Blättchen Basilikum in feine Streifen schneiden. Eier, Milch, Salz und Pfeffer verquirlen. Tomaten- und Mozzarellawürfel sowie die Basilikumstreifen unterrühren. Die zweite Tomate und den restlichen Mozzarella in dünne Scheiben schneiden. Rapsöl in einer Pfanne erhitzen, die Eier-Tomaten-Mischung darin unter Rühren stocken lassen. Das Rührei mit den Tomaten- und Mozzarellascheiben auf einem Teller anrichten. Mit Olivenöl und Essig beträufeln und mit Basilikumblättchen garnieren. Mit etwas Pfeffer übermahlen.

1 Portion Spiegelei mit Bacon: ca. 387 kcal. 27% Eiweiß. 68% Fett. 5% Kohlenhydrate. Dieses Gericht liefert nur 90 kcal pro 100 g.

1 Portion Tomaten-Rührei mit Mozzarella: ca. 592 kcal. 28% Eiweiß. 70% Fett. 2% Kohlenhydrate. Dieses Gericht liefert nur 153 kcal pro 100 g.

GUTEN START IN DEN TAG

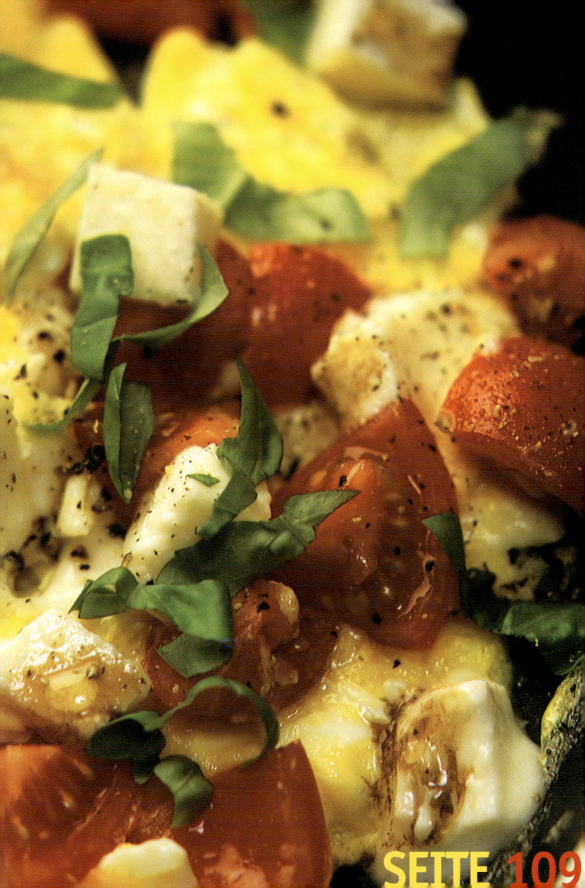

Auch für Berufstätige ist ein LOGI-Mittagessen kein Problem. Voraussetzung ist, dass Ihnen am Arbeitsplatz ein Kühlschrank zur Verfügung steht. Viele der Gerichte, auch die Dips zu dieser Rohkostvariation, können Sie gut schon am Vorabend zubereiten.

Rohkost mit Kräuterdip. 1 Möhre. 1 Mini-Gurke. 1 kleine rote Paprika. 2 Stangen Staudensellerie. 3 Radieschen. 1 Schalotte. 1 Knoblauchzehe. 200 g Magerquark. 2 EL Joghurt. 2 EL Milch. 1/2 TL Meersalz. 1 Msp. schwarzer Pfeffer. 1 Msp. Paprikapulver, edelsüß. 3 EL gehackte Kräuter (z. B. Petersilie, Schnittlauch, Zitronenmelisse).

Gemüse putzen und waschen, eventuell trockentupfen. Möhre, Gurke, Paprika und Sellerie in fingerdicke Stifte schneiden. In eine Lunchbox mit gut schließendem Deckel geben. Schalotte und Knoblauch abziehen, fein würfeln. Mit Quark, Joghurt, Milch und den Gewürzen cremig rühren – am besten mit dem Handrührgerät. Die gehackten Kräuter untermischen. In eine zweite Lunchbox füllen und gut verschließen. Bis zum Verzehr kühl stellen.

Tipp: Zum Dippen eignen sich auch Kohlrabistifte, Blumenkohlröschen, Champignons, Rettichscheiben und anderes Gemüse – Hauptsache es ist knackig und frisch! Am besten stellen Sie es sich nach Ihren persönlichen Vorlieben zusammen!

... oder mit Avocadodip. 1 kleine Knoblauchzehe. 1 reife Avocado. 1 EL Zitronensaft. 1 EL Joghurt. 1 kleines Bund Dill. Salz. Schwarzer Pfeffer aus der Mühle.

Gemüse wie beschrieben vorbereiten. Für den Avocadodip Knoblauch abziehen und in dünne Scheiben schneiden. Avocado halbieren, den Kern herauslösen. Das Fruchtfleisch mit einem Löffel von der Schale lösen. Mit Zitronensaft, Öl, Joghurt und Knoblauch pürieren. Dill waschen, trockentupfen und die Blättchen abzupfen. Unter die Avocadocreme ziehen. Mit Salz und Pfeffer abschmecken. In eine gut schließende Lunchbox geben, den Avocadokern hineindrücken. Bis zum Verzehr kühl stellen.

Tipp: Das Gemüse erst unmittelbar vor dem Verzehr zubereiten – frischer geht's nicht!

1 Portion Rohkost mit Kräuterdip: ca. 160 kcal. 46% Eiweiß. 12% Fett. 42% Kohlenhydrate. Dieses Gericht liefert nur 40 kcal pro 100 g.

1 Portion Rohkost mit Avocadodip: ca. 292 kcal. 7% Eiweiß. 76% Fett. 16% Kohlenhydrate. Dieses Gericht liefert nur 74 kcal pro 100 g.

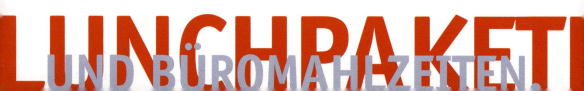

LUNCHPAKET
UND BÜROMAHLZEITEN.

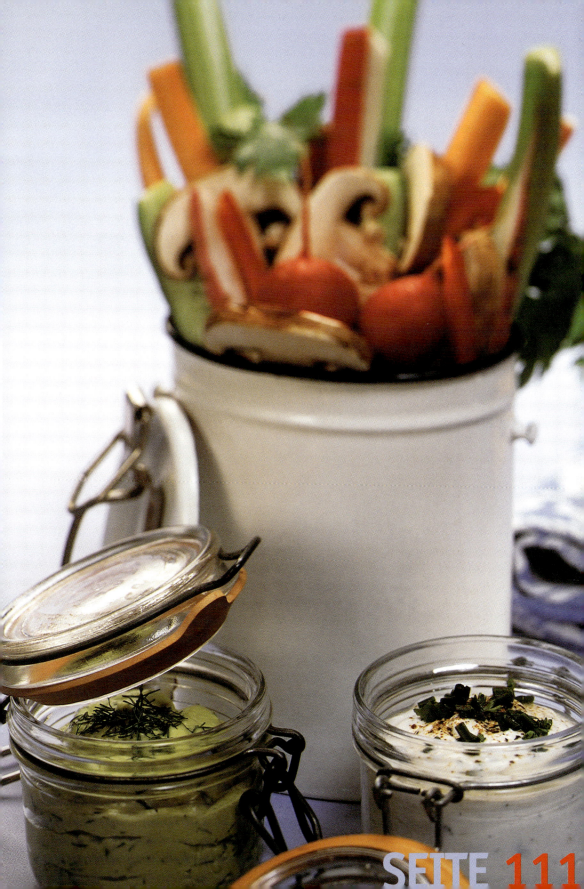

SEITE 111

Ein Klassiker aus Frankreich – prima zum Mitnehmen und eine üppige Portion, an der Sie sich richtig satt essen können.

Nizza-Salat. 1 kleine Knoblauchzehe. 3 EL Aceto Balsamico. 1 EL Senf. 1 Prise Salz. Schwarzer Pfeffer aus der Mühle. 2 EL Olivenöl. 100 g grüne Bohnen. 1 Ei. 50 g Thunfisch (in Lake). ½ Salatgurke. 2 Tomaten. 1 kleiner Kopf Salat. 1 kleine rote Zwiebel. 30 g Oliven. 25 g Sardellenfilets.

Knoblauch abziehen und fein würfeln. Mit Essig, Senf, Salz und Pfeffer gut verrühren. Öl unterschlagen. Bohnen putzen, lange Bohnen halbieren oder dritteln. In kochendem Salzwasser 12 Minuten garen. In ein Sieb abgießen, kalt abschrecken und abtropfen lassen. Das Ei im Bohnenwasser in 10 Minuten hart kochen. Thunfisch etwas abtropfen lassen und zerpflücken. Gurke waschen und in dünne Scheiben schneiden. Tomaten waschen und achteln, Stielansätze dabei herausschneiden. Zwiebel abziehen und in feine Ringe schneiden. Salat putzen, waschen, trockenschleudern und die Blätter zerzupfen. Mit Thunfisch, Gurkenscheiben, Tomatenachteln, Zwiebelringen, Oliven und dem Dressing locker mischen. In eine Lunchbox geben, die Sardellenfilets darauf legen und die Box verschließen. Bis zum Verzehr kühl stellen.

Schinken-Spargelröllchen mit Kressecreme. 9 Stangen frischer Spargel, weiß oder grün. 1 Prise Zucker. 1 TL Rapsöl. 3 Scheiben gekochter Schinken (circa 120 g). 100 g fettarmer Frischkäse. 1 TL Zitronensaft. Meersalz. Weißer Pfeffer. 1 Beet Kresse.

Spargel schälen, grünen Spargel nur im unteren Drittel. Die Spargelschalen in 1 l Wasser 20 Minuten köcheln lassen, mit einem Schaumlöffel herausheben. Zucker und Öl in den Spargelsud geben. Den Spargel im siedenden Sud rund 10 (grünen) bzw. 15 Minuten (weißen) garen. Herausheben und abtropfen lassen. Frischkäse mit Zitronensaft glatt rühren. Mit Salz und Pfeffer abschmecken. Kresse, wenn nötig waschen und trockentupfen, unter die Käsecreme rühren. Die Schinkenscheiben, Fettrand abschneiden, mit der Kressecreme bestreichen. Mit je 3 Stangen Spargel belegen und aufrollen. Bis zum Verzehr luftdicht verpackt in den Kühlschrank stellen.

Tipp: Wenn Sie frische Zitronen zur Hand haben, 1 Scheibe Zitrone im Spargelsud mitköcheln.

1 Portion Nizza-Salat: ca. 522 kcal. 23% Eiweiß. 69% Fett. 9% Kohlenhydrate.
Dieses Gericht liefert nur 94 kcal pro 100 g.
1 Portion Schinken-Spargel-Röllchen: ca. 358 kcal. 49% Eiweiß. 40% Fett. 11% Kohlenhydrate.
Dieses Gericht liefert nur 71 kcal pro 100 g.

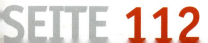

Hülsenfrüchte enthalten viel hochwertiges Eiweiß und eine Menge Ballaststoffe. Eine Top-Kombination, die schmeckt und sättigt! Setzen Sie sie so oft Sie mögen auf ihren Speiseplan.

Weiße Bohnen-Schafkäse-Salat.
1 kleine Dose Weiße Bohnen (circa 250 g). 2-3 EL Zitronensaft. 1 Knoblauchzehe. 1/4 TL Meersalz. 1 Msp. schwarzer Pfeffer. 1 getrocknete Chilischote. 1 EL gehackte Petersilie. 1 TL getrockneter Salbei. 2 EL Olivenöl. 2 kleine weiße Zwiebeln. 2 Tomaten. 100 g Schafkäse.

Bohnen in ein Sieb abgießen, kalt abspülen und abtropfen lassen. Zwiebeln und Knoblauchzehe abziehen, sehr fein würfeln. Mit Zitronensaft, Salz, Pfeffer, Chili – zwischen den Fingern zerreiben – und den Kräutern gut verrühren. Öl unterschlagen. Zwiebeln abziehen und in sehr feine halbe Ringe schneiden. Tomaten waschen, Stielansätze herausschneiden und die Tomaten achteln. Schafkäse etwas zerbröckeln. Mit den Bohnen und den Tomatenachteln mischen. Das Dressing untermengen. In eine Lunchbox geben und im Kühlschrank mindestens 2 Stunden durchziehen lassen. Bis zum Verzehr kühl stellen.

Tipp: Bei Verwendung einer frischen Chilischote schmeckt der Salat noch würziger.

Varianten: Tauschen Sie die Weißen Bohnen gegen Kidneybohnen und die Tomaten gegen rote Paprika aus.

Verdoppeln Sie für eine mediterrane Variante die Petersilie-Menge und verzichten sie auf den Salbei.

Statt der Zwiebelringe können Sie feine Streifen schwarzer Oliven unter den Salat mischen.

Oder geben Sie alle im Rezept angegebenen Zutaten in einen Blender und pürieren Sie sie ganz fein. Dann genügt allerdings 1 EL Olivenöl.

1 Portion Weiße Bohnen-Schafskäse-Salat: ca. 668 kcal. 20% Eiweiß. 59% Fett. 21% Kohlenhydrate. Dieses Gericht liefert nur 111 kcal pro 100 g.

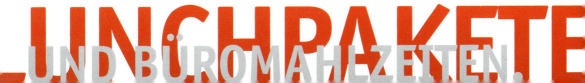

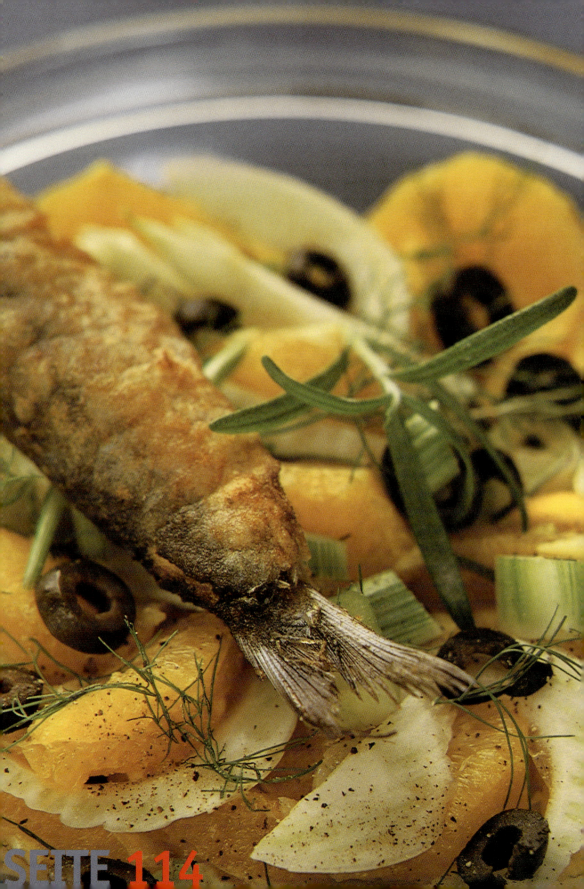

Gebackene Sardinen mit Fenchel-Orangen-Salat. 3 frische Sardinen (küchenfertig ohne Kopf, Eingeweide und Mittelgräte). 2-3 EL Zitronensaft. Salz. Weißer Pfeffer. 1 Ei. 2 EL Kichererbsen- oder Sojamehl. 2 EL Olivenöl. 1 kleine Fenchelknolle. 1 Orange. 5 schwarze Oliven ohne Stein. 1 Zweig frischer Rosmarin. 1 EL Weißweinessig. 1/4 TL Salz. 2 Msp. schwarzer Pfeffer aus der Mühle. 1 EL Olivenöl. 1/2 Zitrone.

Sardinen abspülen, mit Küchenpapier trockentupfen. Vorsichtig aufklappen und rundum mit Zitronensaft beträufeln. 15 Minuten ziehen lassen. Das Ei in einem tiefen Teller verquirlen. Das Mehl auf einem zweiten Teller gleichmäßig verteilen.

Die Sardinen erneut abtupfen, mit Salz und Pfeffer einreiben, aufgeklappt erst in Ei und dann in Mehl wenden. 1 EL Öl in einer Pfanne erhitzen, die Sardinen von beiden Seiten in jeweils 3 Minuten goldgelb braten. Aus der Pfanne nehmen, auf Küchenpapier abkühlen und etwas abtropfen lassen.

Inzwischen Fenchel waschen, vierteln, in sehr feine Scheiben schneiden und in eine Lunchbox geben. Orange schälen und direkt über dem Fenchel filetieren, um den Saft aufzufangen. Die Filets zum Fenchel geben. Oliven in Ringe schneiden. Rosmarin sehr fein hacken. Beides unter den Fenchel-Orangen-Salat mischen. Essig, Salz und Pfeffer verrühren. 1 EL Öl unterschlagen und das Dressing unter den Salat mischen.

Die Lunchbox verschließen, den Salat mindestens 1 Stunde durchziehen lassen. Die Zitronenhälfte in Spalten schneiden und mit den Sardinen in eine zweite Box geben. Salat und Sardinen bis 1 Stunde vor dem Verzehr kalt stellen. Die Sardinen unmittelbar vor dem Verzehr mit Zitrone beträufeln.

1 Portion Gebackene Sardinen: ca. 704 kcal. 36% Eiweiß. 51% Fett. 13% Kohlenhydrate. Dieses Gericht liefert nur 100 kcal pro 100 g.

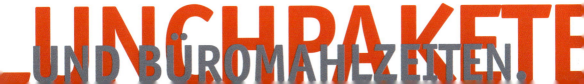

Zwei cremige Dips, die pur, zu Gemüse, Fleisch und Fisch schmecken. Zum Mitnehmen oder als leichter Genuss am Abend.

Tomaten-Gurken-Raita. 125 g stichfester Joghurt. ¼ TL Kräutersalz. 1 Msp. Cayennepfeffer. 1 EL gehackte Minze. 1 Knoblauchzehe. 1 Mini-Gurke. 5 Cocktailtomaten.

Joghurt mit Salz, Cayennepfeffer und Minze cremig rühren. Knoblauchzehe abziehen, durch die Presse zum Joghurt drücken und unterrühren. Gurke und Tomaten waschen, trockentupfen und jeweils in sehr kleine Würfel schneiden. Unter den Joghurt ziehen.

Tipp: Die Gurken-Raita schmeckt hervorragend zu den Lammfleischbällchen von Seite 139. Sie passt aber auch gut zu gebratenem Hackfleisch, gegrilltem oder kurzgebratenem Fleisch und Fisch sowie Eiergerichten jeder Art.

Paprikacreme. 100 g Magerquark. 100 g Joghurt. 2 EL Sojacuisine. ¼ TL Kräutersalz. ¼ TL Paprikapulver, edelsüß. 1 Msp. Paprikapulver, rosenscharf. 1 kleine rote Paprikaschote. 1 kleine rote Zwiebel. 2 Frühlingszwiebeln.

Quark, Joghurt und Sojacuisine mit Salz und Paprikapulver glatt rühren. Zwiebel abziehen und sehr klein würfeln. Paprika und Frühlingszwiebeln putzen und waschen. Paprika ebenfalls fein würfeln. Weißen und hellgrünen Teil der Frühlingszwiebeln in feine Ringe schneiden. Das Gemüse unter den Quark mischen.

Tipp: Servieren Sie diese Creme zum Sesamhähnchen von Seite 166 – ein tolles Mittagsgericht. Die Paprikacreme schmeckt außerdem zu gegrilltem oder kurzgebratenem Fleisch und Fisch, als Gemüsedip oder Füllung in Tomaten, Eiern oder Paprika.

1 Portion Tomaten-Gurken-Raita: ca. 123 kcal. 23% Eiweiß. 39% Fett. 38% Kohlenhydrate. Dieses Gericht liefert nur 34 kcal pro 100 g.
1 Portion Paprika-Creme: ca. 247 kcal. 40% Eiweiß. 14% Fett. 46% Kohlenhydrate. Dieses Gericht liefert nur 50 kcal pro 100 g.

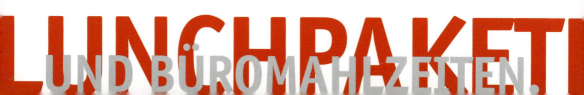

Damit Sie diese erfrischende Suppe wirklich eiskalt genießen können, müssen Sie sie mindestens 12 Stunden vor dem Verzehr kühl stellen!

Gurkenkaltschale. 1 Zwiebel. Salz. 1 Salatgurke. 2 EL Rapsöl. 1 TL getrockneter (Zitronen-)Thymian. 1 EL saure Sahne. 200 ml Gemüsebrühe. 150 g Kefir. 1/4 TL schwarzer Pfeffer. Worcestersauce. Zitronensaft. 1 EL gehackter Dill.

Zwiebel abziehen und fein hacken. Gurke waschen, trockentupfen und in kleine Würfel schneiden. Öl in einem Topf erhitzen, Zwiebel mit 1/4 TL Salz glasig dünsten. Gurke und Thymian hinzufügen und 5 Minuten dünsten. Saure Sahne einrühren, mit der Gemüsebrühe ablöschen und einmal aufkochen. Erkalten lassen. Kefir mit Pfeffer und einem Spritzer Worcestersauce gut verrühren. Den Dill untermischen und in die kalte Suppe rühren. Mit Zitronensaft und eventuell Pfeffer abschmecken. Mindestens 12 Stunden kalt stellen.

Würziger Champignonsalat. 1 Ei. 400 g Champignons. 1 kleiner Zucchino. 1 Knoblauchzehe. 2 EL Rapsöl. 1 EL Butter. Für die Marinade: 1 EL Aceto Balsamico. 1 EL Weißweinessig. 1/3 TL Salz. 1/2 TL Pfeffer. 1 TL Walnussöl. 1 TL Schnittlauchröllchen.

Ei in 10 Minuten hart kochen. Champignons mit Küchentuch abreiben, die Hüte von den Stilen trennen. Zucchino waschen, putzen und in sehr dünne Scheiben schneiden. Knoblauchzehe abziehen und sehr fein würfeln. Öl und Butter erhitzen, Knoblauch darin 1 Minute dünsten. Champignonhüte und –stile darin von jeder Seite circa 2 Minuten bei mittlerer Hitze braten. Herausheben und auf Küchentuch leicht abkühlen und entfetten. Zucchino im heißen Fett 2 Minuten braten. Herausheben.

Die Zutaten für die Marinade verrühren. Ei pellen, nur das Eiweiß sehr fein würfeln. Mit Champignons und Zucchinischeiben in eine Lunchbox geben, mit der Marinade übergießen, abdecken und mindestens 4 Stunden im Kühlschrank marinieren. Bis zum Verzehr kühl stellen.

1 Portion Gurkenkaltschale ca. 461 kcal. 10% Eiweiß. 69% Fett. 21% Kohlenhydrate. Dieses Gericht liefert nur 44 kcal pro 100 g.

1 Portion Champignonsalat: ca. 477 kcal. 18% Eiweiß. 76% Fett. 6% Kohlenhydrate. Dieses Gericht liefert nur 76 kcal pro 100 g.

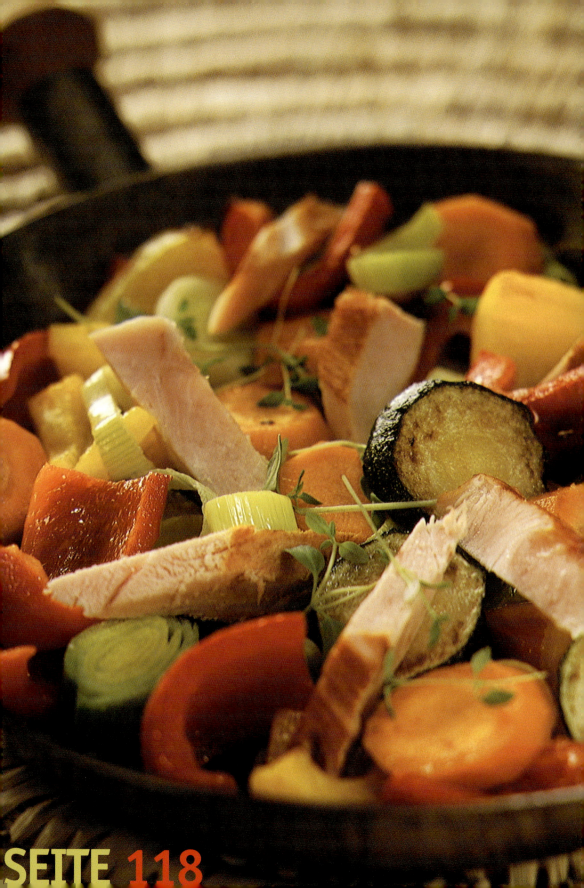
SEITE 118

Gemüsepfanne mit Putenbrust.

1 Stange Lauch. 1 Möhre. Je 1 kleine gelbe und rote Paprikaschote. 1 kleiner Zucchino. 2 EL Rapsöl. 1 TL getrockneter Thymian. 2 EL Weißweinessig. Salz. Schwarzer Pfeffer aus der Mühle. 100 g geräucherte Putenbrust.

Gemüse putzen und waschen. Weißen und hellgrünen Teil des Lauchs in feine Ringe schneiden. Möhre und Zucchini in Scheiben, Paprika in mundgerechte Stücke schneiden. Öl in einer Pfanne leicht erhitzen, den Thymian darin andünsten. Das Gemüse und 2 EL Wasser hinzufügen und 5 Minuten dünsten. Mit Essig ablöschen. Vom Herd nehmen, mit Salz und Pfeffer abschmecken und abkühlen lassen. Die Putenbrust in Streifen schneiden und untermischen. Auskühlen lassen, in eine Lunchbox füllen und gut verschließen. Bis 1 Stunde vor dem Verzehr kühl stellen.

Tipp: Diese Gemüsepfanne schmeckt kalt und warm.

Gemüseschnittchen.

25 g Feta. 1 Schalotte. 1 Zucchini. 1 rote und 1 gelbe Paprika. 1 TL Rapsöl. ½ TL Rosmarin. 3 Eier. ½ TL Salz. Schwarzer Pfeffer.

Feta in kleine Würfel schneiden. Schalotte abziehen und ebenfalls klein würfeln. Zucchini und Paprika waschen, putzen und in feine Streifen schneiden. Das Öl in einer beschichteten Pfanne erhitzen. Schalotten darin 2 Minuten unter Rühren anbraten. Paprika und Rosmarin hinzufügen, 2 Minuten bei mittlerer Hitze dünsten. Zucchini dazugeben und weitere 2 Minuten dünsten.

Eier mit Feta, Salz und Pfeffer verquirlen. Den Backofen vorheizen. Das Gemüse in einer runden, ofenfesten Form verteilen (ø20-24 cm) und den Eiermix gleichmäßig darüber geben. Im Ofen bei 200° (Mitte, Umluft 180°) 20 Minuten garen. Mit Alufolie bedecken und weitere 20 Minuten garen. Etwas abkühlen lassen und in gleichmäßige Stückchen teilen. Die Gemüseschnittchen in Alufolie packen und bis zum Verzehr kühl aufbewahren.

Tipp: Statt mit Rosmarin können Sie die Eiermischung auch mit ½ TL Oregano würzen.

1 Portion Gemüsepfanne mit Putenbrust: ca. 529 kcal. 28% Eiweiß. 42% Fett. 25% Kohlenhydrate. Dieses Gericht liefert nur 59 kcal pro 100 g.
1 Portion Gemüseschnittchen: ca. 364 kcal. 25% Eiweiß. 57% Fett. 17% Kohlenhydrate. Dieses Gericht liefert nur 78 kcal pro 100 g.

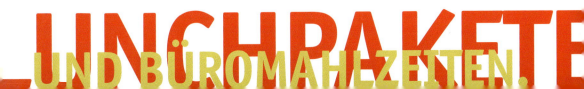

Mediterraner Salat mit Ei.

2 Eier. 4 Artischocken-Herzen (Glas). 1 kleiner Romana-Salat. 1 Fleischtomate. 1 kleine rote Zwiebel. 50 g schwarze Oliven ohne Stein. 50 g grüne Oliven mit Paprika. 2 EL Weißweinessig. 1 TL Senf. ¼ TL Salz. 2 Msp. schwarzer Pfeffer aus der Mühle. 1 TL Honig. 2 EL Rapsöl.

Eier in 10 Minuten hart kochen, kalt abschrecken. Artischocken-Herzen in einem Sieb abtropfen lassen. Salat waschen, trockenschleudern und in mundgerechte Stücke zupfen. Tomate waschen, Stielansatz herausschneiden und die Tomate in Würfel schneiden. Zwiebel abziehen und in feine Ringe schneiden. Oliven in nicht zu dünne Ringe schneiden. Artischocken und die gepellten Eier vierteln. Alle Salatzutaten vorsichtig mischen. In eine Lunchbox füllen und diese verschließen. Weißwein, Senf, Salz, Pfeffer und Honig verrühren. Das Öl unterschlagen. Das Dressing in ein kleines Gläschen füllen. Erst unmittelbar vor dem Verzehr mit dem Salat mischen.

Tipp: Statt Romana-Salat können Sie auch Batavia oder jeden anderen Blattsalat mit kräftigen Blättern verwenden.

Lauch-Apfel-Salat.

2 Eier. 2 dünne Stangen Lauch. 1 großer Apfel (z. B. Boskop oder Cox Orange). ½ Zitrone. 1 TL Senf. ½ TL Kräutersalz. Pfeffer. 2 EL Joghurt. 1 EL Rapsöl. 1 EL Schnittlauchröllchen.

Eier in 10 Minuten hart kochen, kalt abschrecken. Lauch putzen und waschen, den weißen und hellgrünen Teil in circa 3 cm lange Stücke schneiden. Apfel schälen, Kerngehäuse entfernen. Die Apfelviertel längs in jeweils 3 Spalten schneiden. Lauch und Apfelschnitze in Salzwasser 3 Minuten kochen lassen. In ein Sieb abgießen und gut abtropfen lassen. Die Eier pellen und fein hacken. Die Zitronenhälfte auspressen, mit Salz, Pfeffer und Senf verrühren. Mit Öl und Joghurt cremig rühren. Die Eierwürfel und Schnittlauchröllchen untermengen. Das Lauch-Gemüse in eine flache Lunchbox geben und mit der Eier-Creme bedecken. Bis 1 Stunde vor dem Verzehr kühl stellen, unmittelbar vorm Servieren noch einmal vorsichtig mischen.

1 Portion Mediterraner Salat mit Ei: ca. 756 kcal. 13% Eiweiß. 74% Fett. 13% Kohlenhydrate. Dieses Gericht liefert nur 95 kcal pro 100 g.
1 Portion Lauch-Apfel-Salat: ca. 513 kcal. 21% Eiweiß. 50% Fett. 29% Kohlenhydrate. Dieses Gericht liefert nur 67 kcal pro 100 g.

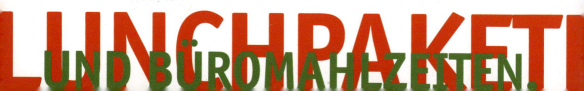

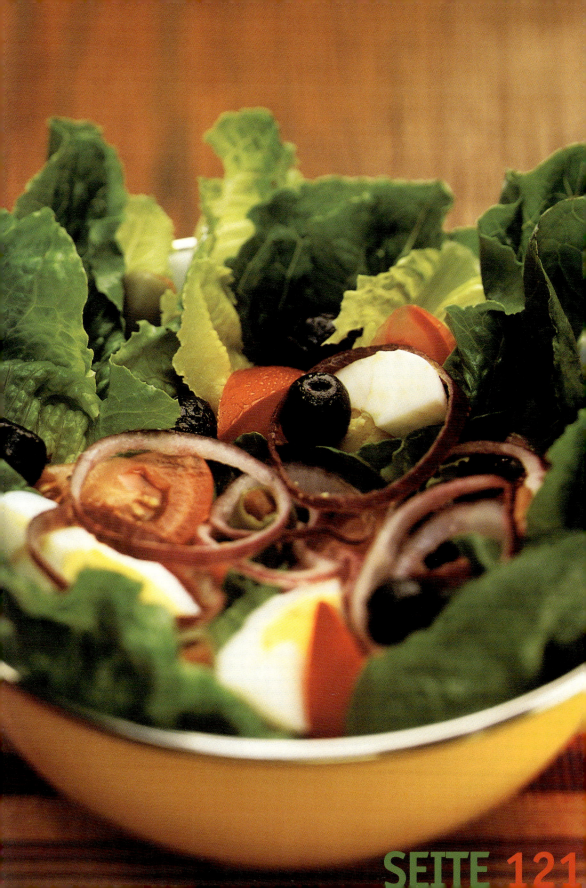

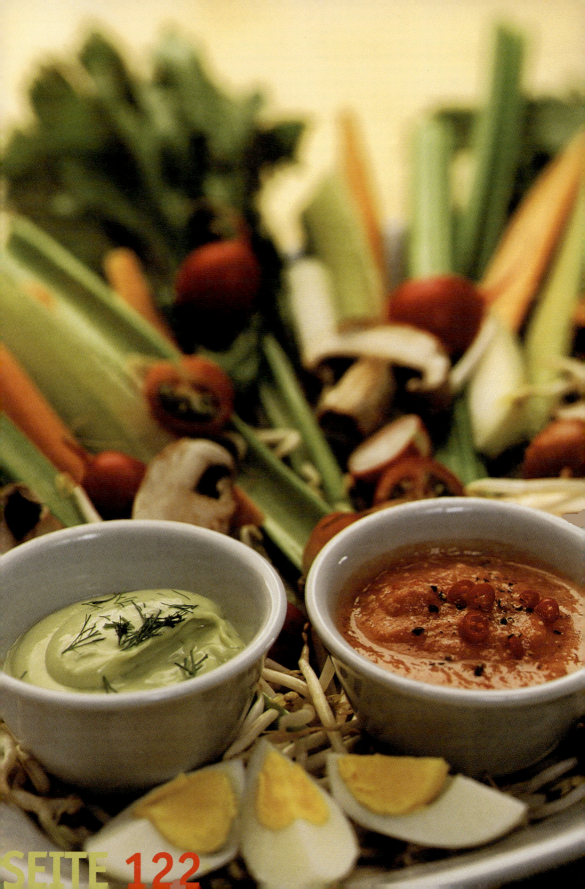

Rohkostplatte mit Avocadocreme und Tomatensalsa.

Rohkost: 1 Salatgurke. 1 Möhre. 1 Kohlrabi. 1 kleiner Rettich. 100 g Champignons. 250 g Cocktailtomaten. 100 g Sojasprossen. 4 Stangen Staudensellerie. 1 Bund Radieschen. 2 Eier. **Für die Avocadocreme:** 1 Knoblauchzehe. ½ Zitrone. 1 große reife Avocado. ½ TL Meersalz. ¼ TL schwarzer Pfeffer. 4 EL Joghurt. ½ Bund Dill. **Für das Tomatensalsa:** 1 Zwiebel. 1 Knoblauchzehe. 1 rote Chilischote. 4 reife Tomaten. 2 EL gemahlene Haselnüsse. 1 EL Rapsöl. ½ TL Meersalz. 1 Msp. schwarzer Pfeffer. 1 EL Rotweinessig. 1 EL Honig. 1 Msp. Pimentpulver.

Eier in 10 Minuten hart kochen, kalt abschrecken. Für die Avocadocreme die Knoblauchzehe abziehen, in Scheiben schneiden. Zitronenhälfte auspressen. Avocado halbieren, den Kern entfernen und das Fruchtfleisch mit einem Löffel aus der Schale lösen. Sofort mit Knoblauch, Zitronensaft, Salz, Pfeffer, Joghurt und Dillblättchen im Blender oder mit einem Pürierstab pürieren. Die Avocadocreme mit Pfeffer und Zitronensaft abschmecken.

Für das Tomatensalsa Zwiebel und Knoblauchzehe abziehen und in Scheiben schneiden. Chilischote waschen, längs aufschlitzen, die Kerne herauskratzen und die Chili in Ringe schneiden. Tomaten waschen, Stielansätze herausschneiden, die Tomaten vierteln. Tomaten, Zwiebel, Knoblauch, Chili, Haselnüsse, Öl, Salz, Pfeffer, Essig, Honig und Piment pürieren. Mit Pfeffer und 1 Prise Zucker abschmecken.

Das Gemüse mit Ausnahme der Champignons putzen und gegebenenfalls waschen. Gurke längs vierteln und in fingerlange Stifte schneiden. Möhre längs halbieren oder vierteln und ebenfalls in solche Sticks schneiden. Kohlrabi halbieren und in etwa 1 cm dicke Scheiben schneiden. Rettich in Stifte schneiden. Champignons mit Küchentuch trocken abreiben. Die Eier pellen und vierteln. Sojasprossen in einem Sieb abspülen und gut abtropfen lassen. Sellerie und Radieschen mit den anderen Gemüsesticks und –scheiben dekorativ auf einer großen Platte anrichten. Mit den Dips servieren.

Tipp: Die Dips können gut vorbereitet werden. Das Gemüse sollte aber erst kurz vorm Verzehr in Stücke geschnitten werden. Wenn das nicht möglich ist, das angerichtete Gemüse sorgfältig mit Frischhaltefolie abdecken und kühl stellen.

1 Portion Rohkostplatte mit Avocadocreme: ca. 334 kcal. 16% Eiweiß. 62% Fett. 22% Kohlenhydrate. Dieses Gericht liefert nur 51 kcal pro 100 g.

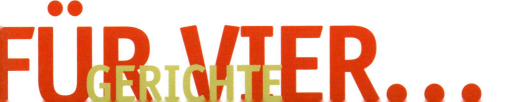

Friséesalat mit Champagnerlinsen und Leber.
250 g Champagnerlinsen. 5 EL Aceto Balsamico. 2 Lorbeerblätter. 1 Kopf Friséesalat. 400 g Kaninchen- oder Geflügelleber. 4 kleine Schalotten. 4 EL Rapsöl. 1 TL Meersalz. ¼ TL schwarzer Pfeffer. 2 EL Senf. 250 g Cocktailtomaten.

Linsen 8-12 Stunden in reichlich Wasser einweichen. Abgießen, mit 1 l frischem Wasser, 1 EL Essig und Lorbeerblättern aufkochen. In circa 15 Minuten weich kochen, in ein Sieb abgießen und gut abtropfen lassen.

Friséesalat waschen, trockenschleudern, in mundgerechte Stücke zupfen und auf vier Tellern anrichten. Leber kalt abspülen, trockentupfen. Schalotten abziehen und fein würfeln. Öl in einer großen Pfanne erhitzen, die Leber darin beidseitig scharf anbraten, mit 4 EL Essig und 100 ml Wasser ablöschen. Die Hitze reduzieren, die Schalottenwürfelchen zugeben und den Senf einrühren. Alles mit Salz, Pfeffer und Senf würzen und noch 5 Minuten garen.

Die Leber aus der Pfanne heben. Die gegarten Linsen hineingeben und mit dem Bratensatz mischen. Mit Salz und Pfeffer abschmecken. Leber und Linsen gleichmäßig auf die Salatteller verteilen. Cocktailtomaten waschen, halbieren und den Salat damit garnieren.

Rindfleischsalat mit Avocado und Bohnen.
4 EL Zitronensaft. 4 TL Senf. 1 EL Honig. 4 TL Sojasauce. Schwarzer Pfeffer. 4 EL Olivenöl. 240 g rote Bohnen (Dose). 800 g Schneidebohnen. 1 Avocado. Etwas Zitronensaft. 8 Cocktailtomaten. 600 g Roast Beef.

Für das Dressing Zitronensaft, Senf, Honig, Sojasauce und Pfeffer gut verrühren. Öl unterschlagen. Schneidebohnen waschen, putzen und in kochendem Salzwasser in 8-10 Minuten bissfest garen. Abtropfen lassen.

Rote Bohnen abspülen und abtropfen lassen. Avocado in Scheiben schneiden und mit etwas Zitronensaft beträufeln. Tomaten waschen, Stielansätze herausschneiden und die Tomaten fein würfeln. Mit den Bohnensorten und dem Dressing mischen. Die Avocadoscheiben locker unterheben. Das Roast Beef zu Röllchen aufrollen und zum Salat servieren.

1 Portion Friséesalat mit Linsen und Leber: ca. 469 kcal. 34% Eiweiß. 35% Fett. 31% Kohlenhydrate. Dieses Gericht liefert nur 139 kcal pro 100 g.

1 Portion Rindfleischsalat mit Avocado und Bohnen: ca. 486 kcal. 47% Eiweiß. 40% Fett. 13% Kohlenhydrate.

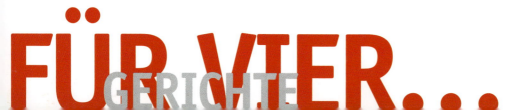

FÜR VIER GERICHTE...

Hähnchenbrust mit Gurken-Erdnusssalat.
2 Salatgurken. 1 TL Kräutersalz. 4 kleine Hähnchenbrustfilets à 200 g. Schwarzer Pfeffer aus der Mühle. 4 EL Rapsöl. 2 EL Sojasauce. 2 Schalotten. 2 Knoblauchzehen. 60 g ungesalzene Erdnüsse. 2-3 EL Limettensaft.

Gurke waschen, trockentupfen, in kleine Würfel schneiden, mit dem Kräutersalz mischen und 10 Minuten ziehen lassen. Hähnchenbrust kalt abspülen, trockentupfen, mit Pfeffer aus der Mühle übermahlen. 2 EL Öl in einer Pfanne erhitzen und das Fleisch von beiden Seiten scharf anbraten. Die Hitze reduzieren. Hähnchenbrust mit Sojasauce und 100 ml Wasser ablöschen und noch 8-10 Minuten garen. Herausnehmen und in Alufolie wickeln.

Zwiebel und Knoblauch abziehen und achteln. Die Gurkenwürfel leicht ausdrücken, in ein Sieb abgießen, das Gurkenwasser auffangen! Das Gurkenwasser mit Erdnüssen, Zwiebel, Knoblauch, Limettensaft und Pfeffer im Blender pürieren. 2 EL Öl unterschlagen und das Dressing mit den Gurken mischen. Zur Hähnchenbrust servieren.

Kichererbsensuppe mit Spinat.
450 g Tiefkühl-Blattspinat oder 500 g frischer Spinat. 2 Dosen Kichererbsen à 400 g Einwaage. 2 Zwiebeln. 4 Knoblauchzehen. 4 EL Olivenöl. 500 ml Gemüsebrühe. 3 EL Joghurt. 1 Bund Basilikum. Meersalz. Pfeffer. Muskat.

Tiefgekühlten Spinat antauen lassen bzw. frischen verlesen, waschen und abtropfen lassen. Spinat grob hacken. Kichererbsen in einem Sieb abtropfen lassen. Zwiebeln und Knoblauchzehen abziehen und fein hacken. Öl in einem Topf erhitzen. Zwiebel und Knoblauch darin anschwitzen, die Kichererbsen dazugeben und unter Rühren 5 Minuten braten. Spinat zufügen, mit der Gemüsebrühe auffüllen und zum Kochen bringen. Basilikumblättchen abzupfen, mit dem Joghurt unter die Suppe rühren. Mit Salz, Pfeffer und Muskat abschmecken.

1 Portion Hähnchenbrust mit Gurken-Erdnusssalat: ca. 434 kcal. 50% Eiweiß. 44% Fett. 6% Kohlenhydrate. Dieses Gericht liefert nur 97 kcal pro 100 g.

1 Portion Kichererbsensuppe mit Spinat: ca. 424 kcal. 19% Eiweiß. 43% Fett. 38% Kohlenhydrate. Dieses Gericht liefert nur 86 kcal pro 100 g.

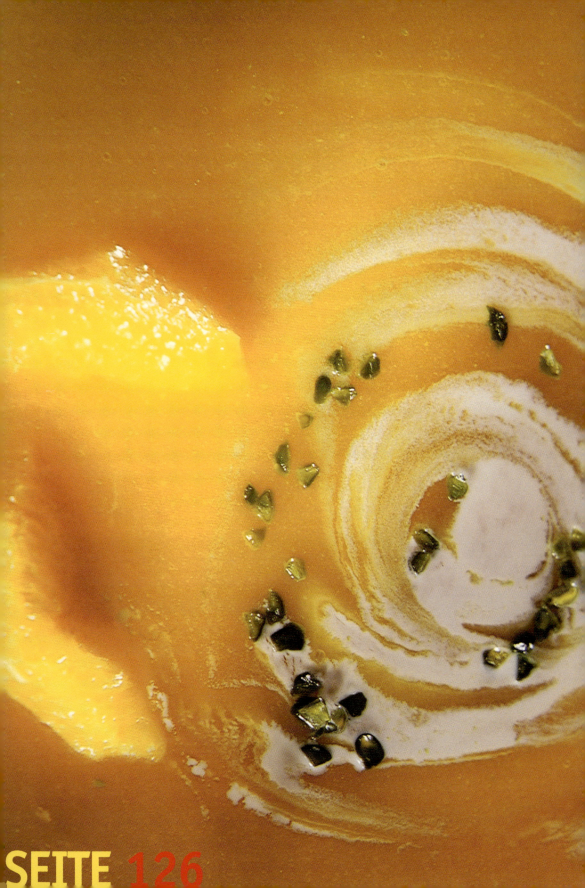

Kürbiscremesuppe mit Orangen und Pistazien.

1 Zwiebel. 2 Knoblauchzehen. 1 walnussgroßes Stücke Ingwer. 1 rote Chilischote. 1 kg Hokkaido-Kürbis. 2 EL Olivenöl. 600 ml Gemüsebrühe. 4 Orangen. 100 ml Sojacuisine. 2 EL gehackte Pistazien. Meersalz. 1 Msp. Cayennepfeffer.

Zwiebel und Knoblauch abziehen, Ingwer schälen. Jeweils fein würfeln. Chilischote waschen, längs aufschlitzen, die Kerne herauskratzen und die Chili in feine Ringe schneiden. Kürbis zerteilen, die Kerne herausschaben, das Fruchtfleisch waschen und samt Schale in mundgerechte Stücke schneiden.

Öl in einem Topf erhitzen, Zwiebel, Knoblauch, Ingwer und Chili darin 5 Minuten bei mittlerer Hitze anbraten. Den Kürbis dazugeben, 3 Minuten mitbraten. Mit Gemüsebrühe ablöschen und aufkochen lassen.

Den Saft von 2 Orangen auspressen. Die anderen beiden Orangen schälen und filetieren. Den Saft dabei auffangen und mit dem übrigen Orangensaft zur Suppe geben. Die Orangenfilets beiseite stellen.

Das Kürbisgemüse in circa 15 Minuten weich kochen. Mit einem Pürierstab pürieren. Sojacuisine, die Orangenfilets und die gehackten Pistazien unterrühren. Mit Salz und Pfeffer abschmecken und sofort servieren.

Tipp: Anstelle der Pistazien schmecken auch geröstete Pinienkerne gut zur Suppe.

1 Portion Kürbiscremesuppe: ca. 303 kcal. 16% Eiweiß. 47% Fett. 37% Kohlenhydrate. Dieses Gericht liefert nur 51 kcal pro 100 g.

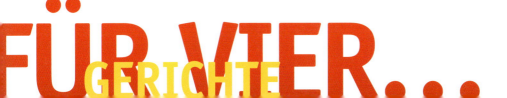

Sellerieküchlein mit Sardellensauce. 1 Zwiebel. ½ Bund Dill. ½ Bund Schnittlauch. 4 Sardellenfilets. 2 TL Kapern. 250 g Joghurt. 5 EL Zitronensaft. Salz. Schwarzer Pfeffer. Cayennepfeffer. 1 kg Knollensellerie. 250 ml kräftige Gemüsebrühe. 2 große Möhren. 250 g Champignons. 2 Stangen Lauch. 2 Eier. 50 g Parmesan. 2 EL gemahlene Haselnüsse. 2 EL Kichererbsenmehl (Reformhaus oder Bioladen). Rapsöl zum Ausbacken. 2 EL gehackte Petersilie.

Zwiebel abziehen und achteln. Kräuter waschen, evtl. trockentupfen, Dill abzupfen, Schnittlauch in Röllchen schneiden. Zwiebeln, Kräuter, Sardellenfilets und Kapern im Blender fein hacken, mit Joghurt und 2 EL Zitronensaft verrühren. Mit Salz, Pfeffer und Cayennepfeffer abschmecken.

Sellerie schälen, waschen, in 1 cm dicke Scheiben schneiden und mit 3 EL Zitronensaft beträufeln. Die Gemüsebrühe zum Kochen bringen und die Selleriescheiben darin in circa 2-3 Minuten bissfest garen. Mit dem Schaumlöffel herausheben und in einem Sieb abtropfen lassen. Möhren putzen, waschen und in feine Scheiben schneiden. Champignons mit Küchenpapier trocken abreiben und blättrig schneiden. Lauch putzen, waschen, weißen und hellgrünen Teil in feine Ringe schneiden. 100 ml Selleriesud abmessen und das Gemüse darin zugedeckt etwa 8 Minuten leise kochen lassen.

Währenddessen die Eier in einem tiefen Teller mit Salz, Pfeffer und Cayennepfeffer verquirlen. Parmesan fein reiben, mit Haselnüssen und Kichererbsenmehl in einem zweiten tiefen Teller mischen. Öl in einer Pfanne gut erhitzen, die Selleriescheiben erst im Ei, dann in der Panade wenden. Im heißen Fett goldbraun ausbacken.

Das Gemüse mit Salz, Pfeffer und Cayennepfeffer abschmecken, mit Petersilie bestreuen und mit der Sardellensauce servieren.

1 Portion Sellerieküchlein mit Sardellensauce: ca. 347 kcal. 28% Eiweiß. 43% Fett. 29% Kohlenhydrate. Dieses Gericht liefert nur 54 kcal pro 100 g.

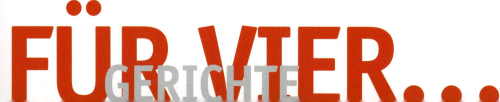

Ein tolles vegetarisches Gemüsegericht, mit leicht orientalischem Aroma. Und sehr wandlungsfähig: Probieren Sie es mal mit Putenbrust anstelle von Tofu! Statt Zuckerschoten passen auch blättrig geschnittene Champignons.

Blumenkohl-Curry mit Tofu. 1 Blumenkohl (etwa 750 g). 1 Zwiebel. 2 Knoblauchzehen. 2 kleine rote Chilischoten. 2 EL Rapsöl. 1 TL Meersalz. 2 EL Currypulver. 1 TL Kurkuma. 500 ml Gemüsebrühe. 250 g Zuckerschoten. 400 g Tofu. 2-3 EL Zitronensaft. 1 EL Kokosflocken.

Blumenkohl putzen, waschen, in Röschen zerteilen und den Strunk in kleine Würfel schneiden. Zwiebel und Knoblauchzehen abziehen und sehr fein hacken. Chilischoten waschen, längs aufschlitzen, Kerne herauskratzen. Die Chilis fein würfeln. Öl in einem Topf erhitzen. Zwiebeln, Knoblauch, Chili, Salz, Curry und Kurkuma darin 3 Minuten anbraten. Mit der Brühe ablöschen, zum Kochen bringen, den Blumenkohl zugeben und zugedeckt bei sanfter Hitze 25 Minuten garen. Nach etwa 15 Minuten die Zuckerschoten waschen, abtropfen lassen, falls Fäden vorhanden, abziehen. Den Tofu in etwa 3 cm lange, dünne Streifen schneiden. Zuckerschoten und Tofu 3 Minuten vor Ende der Garzeit zum Blumenkohl geben. Das Curry mit Zitrone abschmecken. Mit Kokosflocken bestreuen und servieren.

Für fleischliche Genüsse: 400 g Putenbrust kalt abspülen, trockentupfen und in dünne Streifen schneiden. Im heißen Öl unter Wenden in 3 Minuten goldbraun braten. Das Gemüse zufügen und das Curry weiter zubereiten – ohne Tofu – wie im Rezept beschrieben.

1 Portion Blumenkohlcurry mit Tofu: ca. 276 kcal. 27% Eiweiß. 48% Fett. 25% Kohlenhydrate. Dieses Gericht liefert nur 55 kcal pro 100 g.

1 Portion Blumenkohlcurry mit Pute: ca. 300 kcal. 46% Eiweiß. 33% Fett. 21% Kohlenhydrate. Dieses Gericht liefert nur 60 kcal pro 100 g.

Kürbis-Mangold-Auflauf. 750 g Hokkaido-Kürbis. 500 g Mangold. 2 rote Zwiebeln. 2 Knoblauchzehen. 2 EL Olivenöl. 1 TL Kräutersalz. 100 ml Weißwein. 4 Eier. 500 ml Milch. Meersalz. Pfeffer. Muskat. 1 TL getrocknetes Basilikum. 100 g Emmentaler. 1 EL geschälte Kürbiskerne.

Kürbis waschen, halbieren, Kerne herauskratzen, und den Kürbis samt Schale in sehr feine Scheiben schneiden (z.B. mit dem Schnitzelwerk der Küchenmaschine). Mangold verlesen, waschen, trockenschleudern und in Streifen schneiden. Zwiebeln und Knoblauch abziehen, fein hacken. Backofen vorheizen.

Öl in einer großen Pfanne erhitzen, Zwiebeln und Knoblauch darin glasig dünsten. Kürbis und Mangold zugeben, mit dem Kräutersalz würzen und unter Rühren 3 Minuten braten. Mit Weißwein ablöschen und unter Rühren offen köcheln lassen, bis nahezu alle Flüssigkeit verdampft ist. Die Gemüsepfanne in eine feuerfeste Form umfüllen.

Milch, Eier, Salz, Pfeffer, Muskat und Basilikum verquirlen. Über das Gemüse gießen. Käse reiben und gleichmäßig drüberstreuen. Kürbiskerne darauf verteilen. Im vorgeheizten Backofen bei 200° (Gas Stufe 3-4, Umluft 180°) in 45 Minuten goldgelb backen.

Varianten: Nach diesem Grundrezept können Sie auch viele weitere Gemüseaufläufe zubereiten. Zum Beispiel mit Lauch und Möhren – dann auf Zwiebeln und Knoblauch verzichten und statt dessen Estragon und Sonnenblumenkerne unter die Eiermilch rühren.

Oder mit Broccoli bzw. Blumenkohl, roter Paprika und Cashewkernen. Ebenfalls sehr lecker ist die Kombination von Zucchini, Walnüssen und Thymian.

1 Portion Kürbis-Mangold-Auflauf: ca. 460 kcal. 23% Eiweiß. 55% Fett. 23% Kohlenhydrate. Dieses Gericht liefert nur 79 kcal pro 100 g.

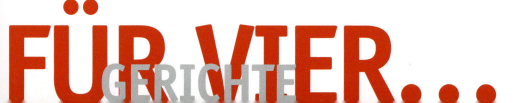

Kichererbsenplätzchen.
1 Bund Koriander. 300 g Joghurt. 2 Dosen Kichererbsen. 1 Gemüsezwiebel. 1–2 Knoblauchzehen. 1/2 TL gemahlener Koriander. 1 Eigelb. 2 EL Kichererbsenmehl. 4 EL Rapsöl.

Den Koriander waschen, trockentupfen und die Blätter abzupfen. Leicht zerzupfen und unter den Joghurt rühren. Kichererbsen in ein Sieb geben, gut abtropfen lassen und pürieren. Zwiebel und Knoblauch abziehen und fein hacken. Mit Koriander, Eigelb und Kichererbsenmehl unter das Kichererbsenpüree kneten.

Öl in einer Pfanne erhitzen. Vom Kichererbsenteig jeweils kleine Teigportionen abnehmen, in die Pfanne geben und etwas flach drücken. Die Kichererbsenplätzchen bei mittlerer bis schwacher Hitze 6 Minuten braten. Wenden und auch die andere Seite in 6 Minuten garen. Mit dem Korianderdip servieren.

Tipp: Dieses Gericht ist sehr sättigend. Essen Sie zu den Kichererbsenplätzchen einen Salat der Saison, Feldsalat, Rucola oder Pflücksalat. Dazu ein Dressing aus 1 EL Himbeeressig (Rucola: Aceto Balsamico), Salz, Pfeffer und 1 TL Olivenöl pro Portion.

Weiße Bohnen-Gemüse.
1 Dose Weiße Bohnen (400 g). 1 Knoblauchzehe. 1 TL Rapsöl. Schwarzer Pfeffer. 1-3 EL Aceto Balsamico.

Bohnen in ein Sieb geben, abspülen und gut abtropfen lassen. Knoblauch abziehen und fein würfeln. Öl in einer Pfanne erhitzen, den Knoblauch darin 1 Minute bei mittlerer Hitze dünsten. Bohnen hinzufügen und unter Rühren in 3 Minuten erhitzen. Mit reichlich Pfeffer würzen und mit Aceto Balsamico abschmecken.

Tipp: Tolle Beilage zu Gemüse oder kurzgebratenem Fleisch und Fisch.

1 Portion Kichererbsenplätzchen: ca. 344 kcal. 17% Eiweiß. 48% Fett. 35% Kohlenhydrate. Dieses Gericht liefert nur 149 kcal pro 100 g.

1 Portion Weiße-Bohnen-Gemüse: ca. 82 kcal. 28% Eiweiß. 19% Fett. 53% Kohlenhydrate. Dieses Gericht liefert nur 66 kcal pro 100 g.

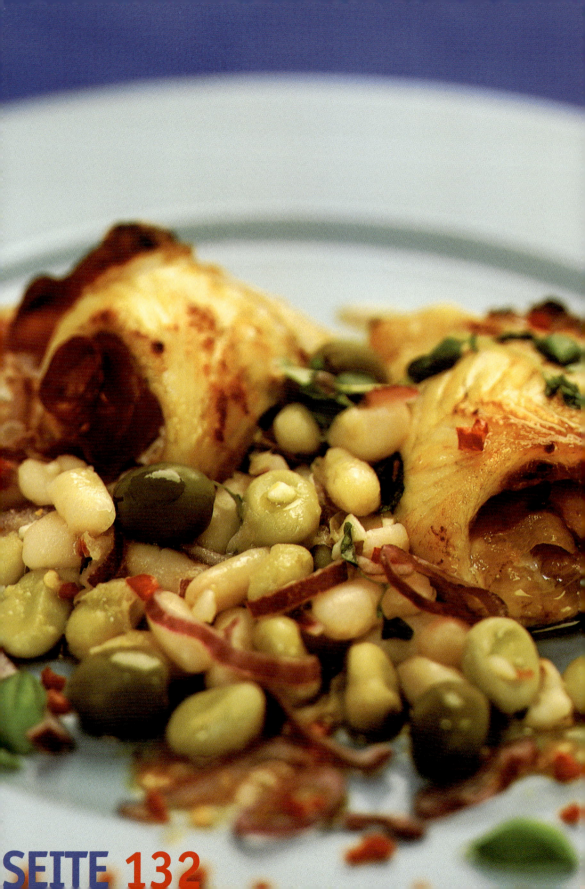
SEITE 132

Ein Gericht zum Verlieben. Wer sie einmal probiert hat, wird sie immer wieder zubereiten. Auch prima, wenn Sie Gäste kulinarisch verwöhnen wollen.

Fischrouladen mit toskanischem Bohnensalat.
4 Seeteufel- oder Kabeljaufilets à 200 g. 1 Zitrone. Salz. 4 Scheiben Serranoschinken (circa 80 g). 50 ml trockener Portwein. 80 g Pesto rosso (Glas). Je 250 g grüne und weiße Bohnenkerne (Glas). 2 rote Zwiebeln. 2 Knoblauchzehen. 4 EL Weißweinessig. 1 getrocknete Chilischote 1/2 TL getrockneter Salbei. 1/2 TL getrockneter Thymian. 1/2 TL Meersalz. Weißer Pfeffer. 2 EL Olivenöl. 1 Bund frisches Basilikum. 100 g grüne Oliven mit Stein.

Fischfilets kalt abspülen, trockentupfen. Saft der Zitrone auspressen, die Filets damit rundum beträufeln und ganz leicht salzen. Backofen auf 225° vorheizen (Gas Stufe 4, Umluft 200°). Schinken ausbreiten, jeweils mit einem Fischfilet belegen, mit dem Pesto bestreichen und zu Rouladen aufrollen. Diese nebeneinander in eine Auflaufform legen. Den Portwein angießen und die Rouladen etwa 35 Minuten im Ofen garen.

Bohnen in ein Sieb abgießen, kalt abspülen und gut abtropfen lassen. Zwiebeln und Knoblauchzehen abziehen, in Ringe schneiden bzw. fein hacken. Chilischote und Salbei im Mörser fein zerstoßen. Für das Dressing Knoblauch, Chili, Salbei, Essig, Thymian, Salz und Pfeffer verrühren. Öl unterschlagen. Basilikum abzupfen, in Streifen schneiden.

Mit Bohnen und Zwiebeln locker mit dem Dressing vermengen.

Fischrouladen zum Salat servieren, mit den Oliven und ein paar Basilikumblättchen garnieren.

Tipp: Statt Portwein können Sie ersatzweise auch Fischfond aus dem Glas verwenden.

1 Portion Fischrouladen mit Bohnensalat: ca. 366 kcal. 50% Eiweiß. 30% Fett. 20% Kohlenhydrate. Dieses Gericht liefert nur 86 kcal pro 100 g.

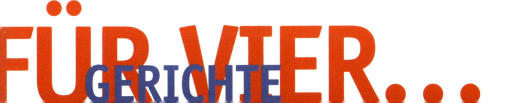

FÜR VIER GERICHTE...

Schnell gemacht, ein feines Fischgericht mit Genussgarantie. Schmeckt sonn- und feiertags genauso wie als Mittagessen unter der Woche.

Lachssteak zu mediterranem Gemüsegratin.
2 Zwiebeln. 1 Stange Lauch. 1 kleine Aubergine. 1 kleine Zucchini. 1 Fenchelknolle. 4 kleine Tomaten. 200 g Champignons. Frischer Rosmarin und Thymian (nach Geschmack). 250 ml Sojacuisine. 4 Eier. 2 Knoblauchzehen. 1 TL Kräutersalz. Schwarzer Pfeffer aus der Mühle. 40 g Parmesan. 4 Scheiben Lachssteak à 180 g. 1 Zitrone. 2 EL Olivenöl. 1 TL rosa zerstoßener Pfeffer.

Zwiebel abziehen, in Ringe schneiden. Lauch, Aubergine, Zucchini, Fenchel und Tomaten putzen, waschen und jeweils in dünne Scheiben schneiden. Champignons mit Küchenpapier trocken abreiben und blättrig schneiden.

Den Backofen vorheizen. Eine Auflaufform (mit Deckel) dünn mit etwa Öl einfetten. Die Gemüsescheiben dachziegelartig darin einschichten und mit den Kräutern bestreuen.

Sojacuisine, Eier, Salz und Pfeffer verquirlen. Knoblauch abziehen, durch die Presse dazu drücken und unterrühren. Die Eiermilch über das Gemüse gießen. Im Backofen bei 225° (Gas Stufe 4, Umluft 200°) abgedeckt 20 Minuten garen. Inzwischen den Parmesan fein reiben. Den Deckel von der Form nehmen und das Gemüse mit Parmesan bestreuen. In 10 Minuten goldgelb überbacken.

Währenddessen den Lachs waschen, trockentupfen. Den Saft einer halben Zitrone auspressen und den Lachs rundum damit beträufeln. Die andere Zitronenhälfte in dünne Scheiben schneiden. Öl in einer Pfanne erhitzen, die Lachssteaks von jeder Seite 2-3 Minuten braten.
Den Lachs mit den Zitronenscheiben auf einer Platte anrichten, mit rosa Pfeffer bestreuen. Das Gratin dazu servieren.

Tipp: Keine Auflaufform mit Deckel? Sie können die Form auch mit Alufolie abdecken.

1 Portion Lachssteak mit Gemüsegratin: ca. 660 kcal. 38% Eiweiß. 57% Fett. 6% Kohlenhydrate.

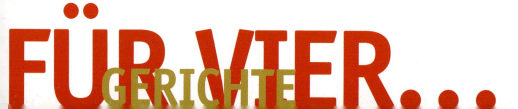

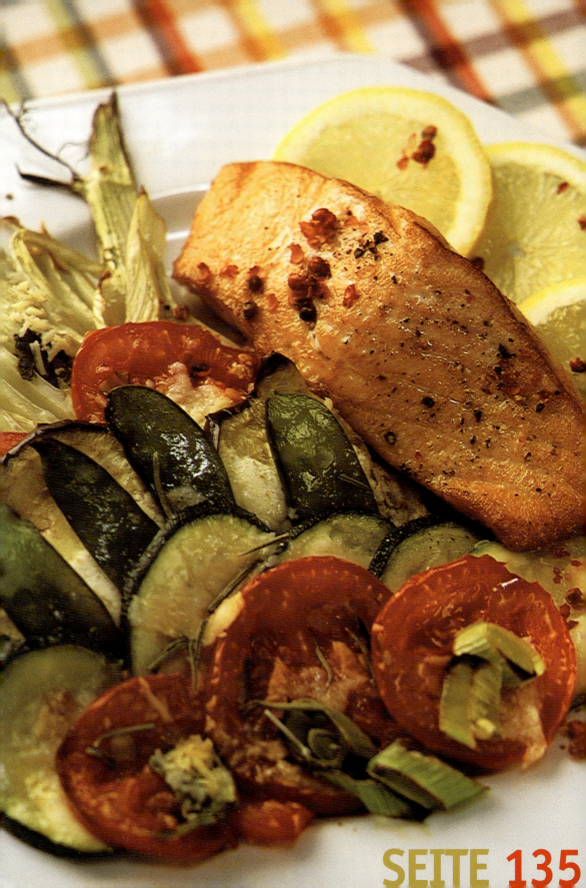

SEITE 135

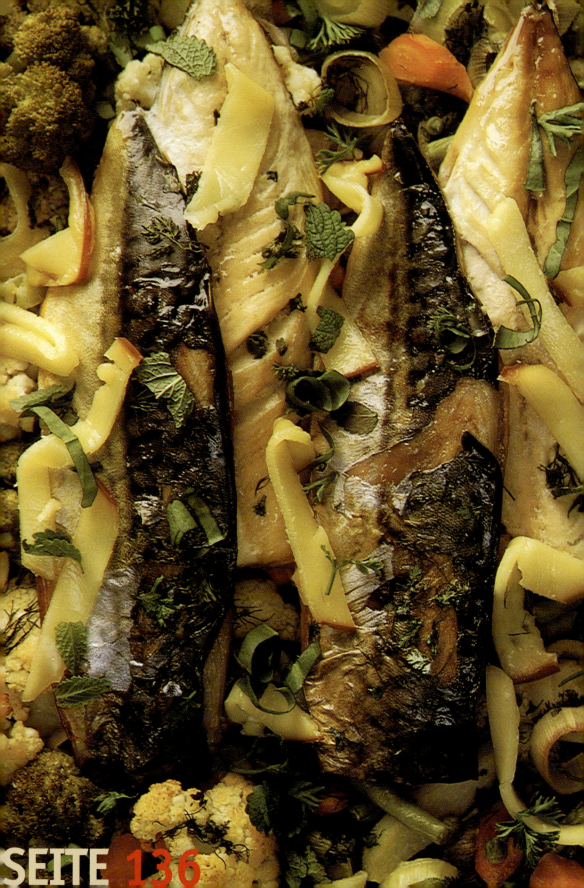
SEITE 136

Makrelenfilets auf Gemüseragout nach Gärtnerinnen Art.

4 Makrelen- oder Schellfischfilets à 200 g. ½ Zitrone. Meersalz. 300 g grüne Bohnen. 3 Möhren. 2 Stangen Lauch. 1 kleine Steckrübe oder Blumenkohl. 200 g Broccoli. 1 Kohlrabi. 1 Tasse frisch gehackte Kräuter (z.B. Petersilie, Dill, Kerbel, Sauerampfer). 1 TL Kräutersalz. Weißer Pfeffer. 4 Scheiben Räucheredamer (ca. 150 g). 150 ml Sojacuisine. 50 ml Weißwein.

Fischfilets kalt abspülen, trockentupfen. Saft der halben Zitrone auspressen, die Filets rundum damit beträufeln und ganz leicht salzen. Den Backofen vorheizen. Gemüse putzen und waschen. Möhren in Scheiben, Lauch in Ringe, Steckrübe in Würfel schneiden. Blumenkohl und Broccoli in Röschen teilen und den Strunk in Scheiben schneiden. Kohlrabi in Stifte schneiden.

Das Gemüse in eine Kasserolle geben, mit Salz und Pfeffer würzen. Gleichmäßig mit Kräutern bestreuen, Sojacuisine und Wein angießen. Die Makrelenfilets darauf legen. Den Deckel schließen. Im Ofen bei 225° (Gas Stufe 4, Umluft 200°) etwa 30 Minuten garen. Die Kasserolle aus dem Ofen nehmen: Das Gemüse sollte noch bissfest sein. Die Fischfilets mit dem Käse belegen und in der offenen Kasserolle noch 10 Minuten im Ofen gratinieren.

Tipp: Statt mit Weißwein können Sie das Ragout ersatzweise auch mit Fischfond aus dem Glas oder Gemüsebrühe zubereiten.

1 Portion Makrelenfilets auf Gemüseragout: ca. 658 kcal. 38% Eiweiß. 51% Fett. 11% Kohlenhydrate. Dieses Gericht liefert nur 94 kcal pro 100 g.

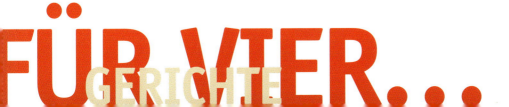

Baskisches Thunfisch-Gratin. 1 große Zwiebel. 4 Knoblauchzehen. Je 2 grüne und rote Paprikaschoten. 200 g Champignons. Meersalz. Schwarzer Pfeffer aus der Mühle. 4 Thunfischsteaks à 200 g. 3 EL Olivenöl. 125 ml Weißwein. 2 EL gehackte Petersilie. 1 Lorbeerblatt. 4 kleine Tomaten. 80 g Parmesan. 400 g Tomatenfruchtfleisch in Stückchen. Tabasco. Salz.

Zwiebel und Knoblauchzehen abziehen und sehr fein hacken. Paprikaschoten putzen, waschen und in Streifen schneiden. Pilze mit Küchenpapier trocken abreiben und halbieren – große Pilze vierteln.

Thunfischsteaks mit Salz und Pfeffer einreiben. 2 EL Öl in einer großen Pfanne erhitzen und die Thunfischsteaks von beiden Seiten jeweils 2 Minuten anbraten. Herausheben und beiseite stellen.

Dem Fischfett noch 1 EL Öl hinzufügen, erneut erhitzen. Zwiebel, Knoblauch und Paprikastreifen darin unter Rühren 3 Minuten anbraten. Die Pilze zugeben und 2 Minuten mitbraten. Mit Wein ablöschen, Petersilie und Lorbeer hinzufügen und den Fisch darauf legen. Bei schwacher Hitze zugedeckt 15 Minuten leise kochen lassen. Den Grill vorheizen. Den Fisch mit einem Fischheber vorsichtig vom Gemüse heben und auf eine feuerfeste Platte legen. Die Tomaten waschen, Stielansätze herausschneiden, die Tomaten in Scheiben schneiden und den Lachs damit belegen. Parmesan reiben und darüber streuen. Den Thunfisch unterm Grill gratinieren.

Währenddessen die Tomatenwürfel ins Gemüseragout einrühren, mit Tabasco und Salz kräftig abschmecken. Das Ragout mit dem gratinierten Fisch servieren.

Tipp: Statt mit Weißwein können Sie das Gemüse auch mit Fischfond aus dem Glas ablöschen.

1 Portion Baskisches Thunfisch-Gratin: ca. 728 kcal. 31% Eiweiß. 58% Fett. 8% Kohlenhydrate. Dieses Gericht liefert nur 112 kcal pro 100 g.

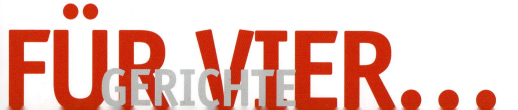

Ein Gericht mit südlichem Flair, das warm und kalt schmeckt. Die Lammfleischbällchen schmecken auch hervorragend mit dem Tomaten-Gurken-Raita von Seite 116.

Lammfleischbällchen nach marokkanischer Art. 3 große Gemüsezwiebeln. 2 EL Olivenöl. 2 TL Meersalz. 1 Zwiebel. 2 Knoblauchzehen. 1/2 Bund frischer Koriander. 500 g Lammhackfleisch (oder gemischtes Hackfleisch). 1 Ei. 2 EL Sojaflocken (Reformhaus oder Bioladen, ersatzweise feine Haferflocken). 1 TL Tomatenmark. 1 TL Meersalz. 1 Msp. Cayennepfeffer. 1 TL Zimt. 1 EL Rapsöl. 2 EL Tomatenmark. 2 EL Rosinen. 1/4 TL Pfeffer.

Gemüsezwiebeln schälen und in halbe Ringe schneiden. Olivenöl in einer großen Pfanne erhitzen, Zwiebeln hineingeben, mit 1 TL Salz würzen und bei geringer Hitze 10 Minuten dünsten. Gelegentlich umrühren. Inzwischen Zwiebeln und Knoblauchzehen abziehen und fein hacken. Koriander waschen, vorsichtig trockentupfen, die Blättchen abzupfen und hacken. Hackfleisch mit Zwiebel, Knoblauch, Koriander, Ei, Sojaflocken, Tomatenmark, Salz, Cayennepfeffer und Zimt gut vermengen.

Wenn das Zwiebelgemüse weich ist, Tomatenmark und Rosinen hinzufügen, pfeffern und weitere 5 Minuten köcheln lassen. Dabei gelegentlich umrühren. Aus der Hackfleischmasse kleine Bällchen formen. Rapsöl in einer Pfanne erhitzen und die Hackfleischbällchen darin bei mittlerer Hitze rundherum braun braten. Auf Küchenpapier etwas entfetten.

1 Portion Lammfleischbällchen: ca. 328 kcal. 38% Eiweiß. 43% Fett. 19% Kohlenhydrate. Dieses Gericht liefert nur 98 kcal pro 100 g.

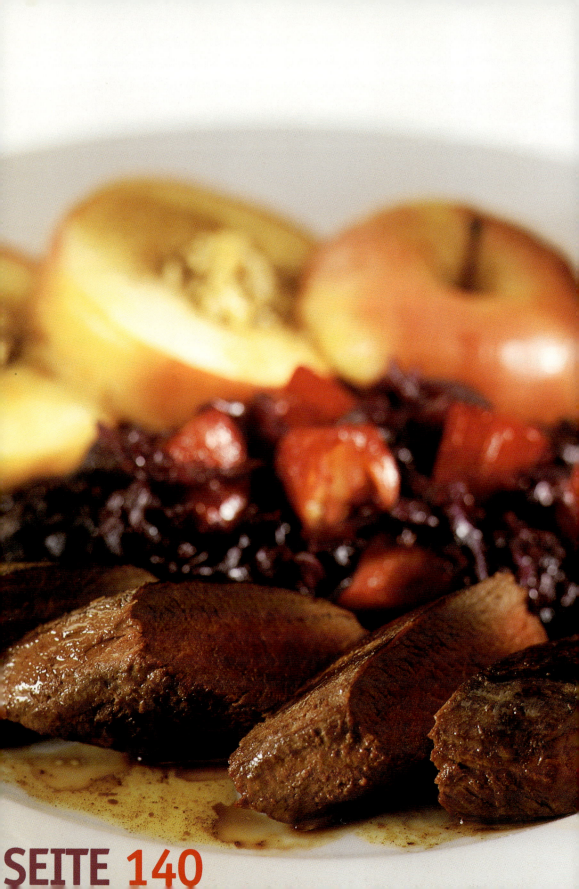
SEITE 140

Hasenrückenfilet mit Rotkohl und Bratäpfelchen.

800 g Rotkohl. 1 Zwiebel. 40 g Ingwer. 4 EL Rapsöl. 1 Stange Zimt. 4 Gewürznelken. 100 ml Rotwein. 1 kleine Ananas. 1/2 Zitrone. 2 EL Honig. Salz. 4 kleine Äpfel. 2 EL gemischte, grob gehackte Nüsse. Zimtpulver. 100 ml Weißwein. 4 Hasenrückenfilets à 200 g. Schwarzer Pfeffer aus der Mühle. 2 EL Sojasauce.

Die äußeren Blätter vom Rotkohl entfernen, diesen vierteln und den Strunk entfernen. Den Kohl in sehr feine Streifen schneiden oder in der Küchenmaschine fein hobeln. Zwiebel abziehen und fein hacken. Ingwer schälen und fein reiben. Den Backofen vorheizen. 2 EL Öl in einem großen Topf erhitzen, Zwiebel, Ingwer und Rotkohl darin unter Rühren kurz anbraten. Zimt und Nelken zugeben, Rotwein angießen und zugedeckt 30 Minuten bei geringer Hitze schmoren.

Währenddessen Äpfel waschen, Kerngehäuse ausstechen, mit jeweils 1/2 EL Nüsse und 1/2 TL Honig füllen. Die Bratäpfel in eine Auflaufform setzen, den Weißwein angießen und alles ganz fein mit Zimt bestäuben. Im Ofen bei 200°C (Umluft 180°) 30 Minuten backen.

Die Ananas vierteln, den Strunk herausschneiden, das Fruchtfleisch in Stücke schneiden. Die halbe Zitrone auspressen. Ananasstücke, Zitronensaft und 1 EL Honig zum Rotkohl geben, mit Salz abschmecken und weitere 15 Minuten zugedeckt dünsten.

Hasenrückenfilets abbrausen, trockentupfen und mit frisch gemahlenem schwarzen Pfeffer einreiben. 2 EL Öl in einer Pfanne erhitzen, die Filets darin von jeder Seite etwa 3 Minuten anbraten. Mit Sojasauce ablöschen und die Hitze reduzieren. Die Filets noch 2 Minuten braten. Aus der Pfanne heben, in Alufolie wickeln und 5 Minuten ruhen lassen. Die Filets, in Scheiben aufschneiden und mit Rotkohl und den Bratäpfeln auf vier Tellern anrichten. Sofort servieren.

Tipp: Statt Weißwein können Sie für die Bratäpfelchen auch Apfelsaft verwenden.

1 Portion Hasenrückenfilet mit Rotkohl: ca. 593 kcal. 35% Eiweiß. 35% Fett. 30% Kohlenhydrate. Dieses Gericht liefert nur 86 kcal pro 100 g.

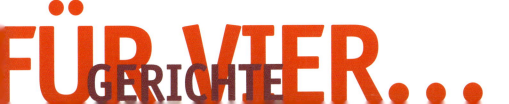

FÜR VIER... GERICHTE

Rinderrouladen in Pfeffer-Sauce. 2 Stangen Lauch. 8 Rinderrouladen à circa 160 g. Mittelscharfer Senf (nach Geschmack). Salz. Schwarzer Pfeffer aus der Mühle. 200 g Hüttenkäse oder Ricotta. Getrocknetes Basilikum. 8 Rouladennadeln. 2 Kohlrabi. 2 Zwiebeln. 4 Knoblauchzehen. 2 EL Rapsöl. 150 ml milder Roséwein. 100 ml Sojacuisine. 3 TL eingelegter grüner Pfeffer. 500 g grüne Stangenbohnen. ½ Bund gehacktes Basilikum. 2 EL Joghurt.

Lauch putzen, waschen, den weißen und hellgrünen Teil in feine Ringe schneiden. Rouladen ausbreiten und das Fleisch mit dem Handballen noch etwas flacher drücken. Mit Senf bestreichen, mit Salz und Pfeffer würzen. Den Lauch darauf verteilen. Je 1 TL Hüttenkäse in die Mitte setzen, dünn mit getrocknetem Basilikum bestreuen und die Rouladen fest aufrollen. Jeweils mit einer Rouladennadel feststecken. Kohlrabi schälen und in mundgerechte Würfel schneiden. Zwiebeln und Knoblauchzehen abziehen, fein hacken. Öl in einem flachen Topf erhitzen und die Rouladen darin rundum scharf anbraten. Mit Wein und Sojacuisine ablöschen. Kohlrabiwürfel, Zwiebel, Knoblauch und 1 TL grünen Pfeffer zugeben. Vorsichtig umrühren, Deckel auflegen und im geschlossenem Topf 1 Stunde sanft schmoren lassen.

Etwa 20 Minuten vor Ende der Garzeit die Bohnen putzen und waschen. Salzwasser zum Kochen bringen und die Bohnen darin in 10 Minuten bissfest garen. Abgießen und warm halten. Die Rouladen aus dem Schmortopf heben, warm stellen. Die Schmorflüssigkeit mit dem Gemüse pürieren. Basilikum in feine Streifen schneiden. Mit dem Joghurt und 1 TL grüner Pfeffer in die Sauce einrühren. Mit Salz und Pfeffer abschmecken. Die Rouladen mit den Bohnen auf 4 Tellern anrichten und die Sauce dazu servieren!

Tipp: Ersetzen Sie den Wein durch Fleischbrühe.

1 Portion Rinderrouladen in Grüner-Pfeffer-Sauce: ca. 664 kcal. 51% Eiweiß. 34% Fett. 15% Kohlenhydrate. Dieses Gericht liefert nur 84 kcal pro 100 g.

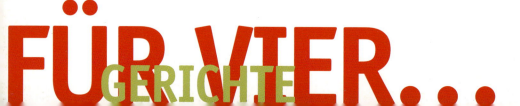

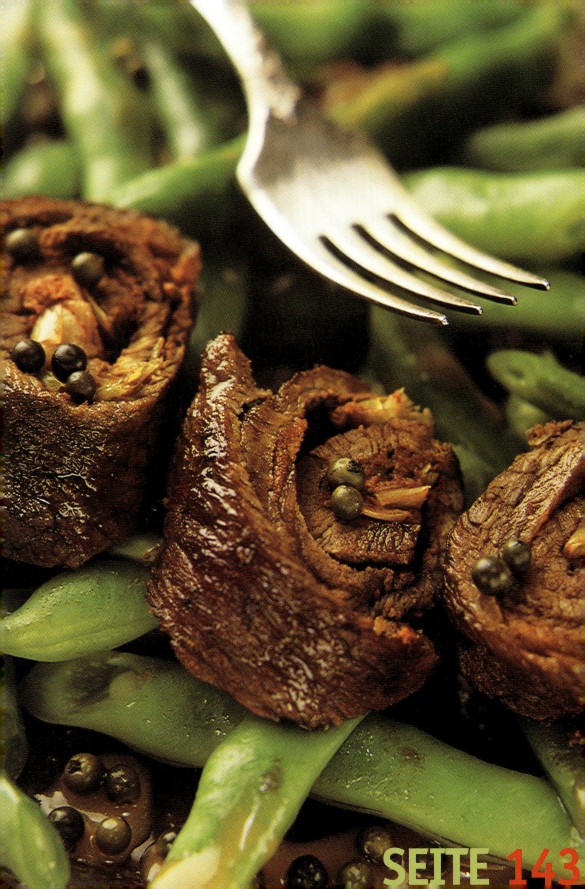

Rinderfiletsteak mit Rotkohl-Salat. 800 g Rotkohl. 4 rote Zwiebeln. 4 EL Rotweinessig. Salz. Weißer Pfeffer. 7 EL Rapsöl. 100 g Preiselbeeren (Glas). 4 EL Meerrettich (frisch oder Glas). 4 Rinderfiletsteaks à 180 g. Schwarzer Pfeffer aus der Mühle.

Rotkohl putzen, vierteln und in sehr feine Streifen schneiden oder in der Küchenmaschine fein raspeln. Zwiebeln abziehen und fein hacken. Essig, Salz, Pfeffer und Zwiebeln gut verrühren, 5 EL Öl unterschlagen. Das Dressing über den Rotkohl gießen, Preiselbeeren und Meerrettich hinzufügen und alles gut durchkneten – am besten mit den Händen. 15-30 Minuten abgedeckt durchziehen lassen.

Filetsteaks kalt abspülen, trockentupfen und mit Pfeffer würzen. 2 EL Öl in einer Pfanne hoch erhitzen und die Steaks darin von jeder Seite 1-2 Minuten scharf anbraten. Bei mittlerer Hitze von jeder Seite noch 2-4 Minuten braten, je nachdem, wie durchgegart die Steaks sein sollen. Die Steaks in Alufolie packen und 5 Minuten ruhen lassen. Mit dem Rotkohlsalat servieren.

Wie mögen Sie Ihr Steak – blutig medium oder doch lieber durchgebraten? Den Garzustand des Fleischs können Sie mithilfe eines Fleischthermometers oder der Druckprobe ermitteln.

Blutig (very rare) ist das Fleisch noch, wenn es im Kern eine Temperatur von 45-55° aufweist. Die Druckprobe hinterlässt eine Delle im Fleisch, die nur langsam wieder verschwindet. Ein 2 cm dickes Steak circa 30 Sekunden pro Seite braten

Halbroh (rare): Ein 2 cm dickes Steak circa 1 Minute pro Seite braten.

Rosa gebraten (medium) ist es bei einer Kerntemperatur von 60-68°, das Fleisch gibt bei Druck fedrig nach. Garzeit pro Seite für ein 2 cm dickes Steak circa 3 Minuten.

Durchgebraten (welldone) ist ein 2 cm dickes Steak nach einer Garzeit von 5 Minuten pro Seite. Es hat im Kern eine Temperatur von 75-82° erreicht und an der Oberfläche bilden sich Saftperlchen.

1 Portion Rinderfiletsteak mit Rotkohlsalat: ca. 665 kcal. 35% Eiweiß. 51% Fett. 14% Kohlenhydrate. Dieses Gericht liefert nur 129 kcal pro 100 g.

Gemüse-Tagliatelle mit Gorgonzolasauce. 200 g Vollkorn-Tagliatelle. 4 Stangen Lauch. 8 große Möhren. 2 große Kohlrabi. 2 große Pastinaken. 200 ml Gemüsebrühe. Für die Sauce: 8 Schalotten. 4 Knoblauchzehen. 2 EL Rapsöl. ½ TL schwarzer Pfeffer. 160 g Gorgonzola. 4 EL Kichererbsenmehl. 400 ml Milch. Zitronensaft. 1 Prise Salz. Schwarzer Pfeffer.

1 l leicht gesalzenes Wasser zum Kochen bringen. Die Tagliatelle nach Packungsangaben bissfest kochen, abgießen und beiseite stellen. Inzwischen Gemüse putzen, waschen und in lange, sehr feine Streifen schneiden. Die Gemüsestreifen in Gemüsebrühe circa 6 Minuten dünsten. Die Nudeln untermischen. Zugedeckt warm stellen.

Für die Sauce Schalotten und Knoblauch abziehen und fein hacken. Öl in einem kleinen Topf erhitzen, Zwiebeln und Knoblauch darin glasig dünsten. Gorgonzola hinzufügen und schmelzen lassen. Kichererbsenmehl mit der Milch glatt verrühren, in die Käsesauce rühren und unter Rühren aufkochen lassen. Mit Zitronensaft, Salz und Pfeffer abschmecken. Zu den Gemüse-Tagliatelle servieren.

Variante: Für Gemüse-Tagliatelle mit Tomatensauce Schalotten und Knoblauch anschwitzen wie beschrieben. 300 ml passierte Tomaten und 1 TL Kräuter der Provence hinzufügen und einmal aufkochen lassen. Mit Salz und Pfeffer abschmecken.

1 Portion Gemüse-Tagliatelle mit Gorgonzolasauce: ca. 588 kcal. 19% Eiweiß. 42% Fett. 39% Kohlenhydrate.
Dieses Gericht liefert nur 70 kcal pro 100 g.

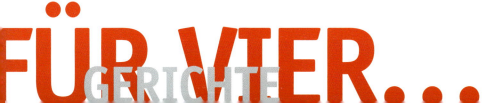

FÜR VIER...
GERICHTE

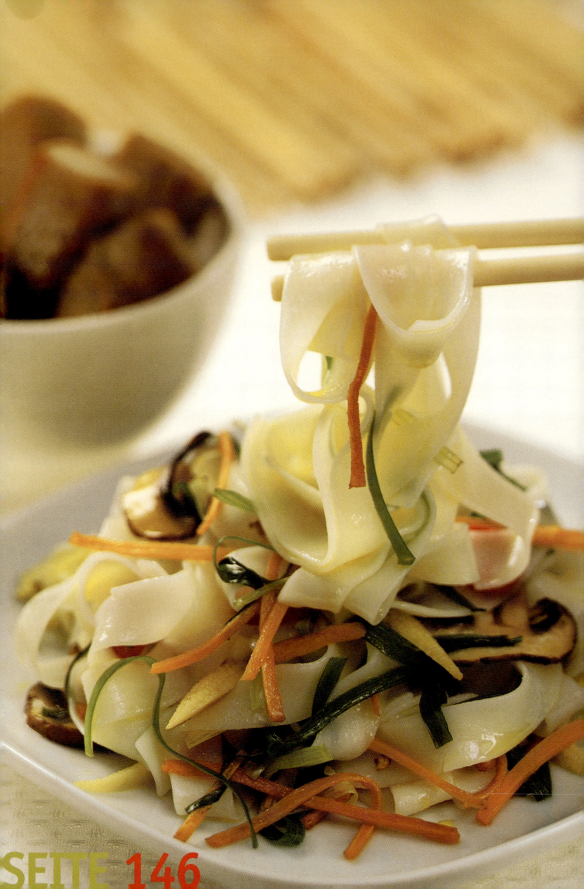

SEITE 146

Asiatische Gemüse-Nudelpfanne. 200 g Reisbandnudeln. 400 g Baby-Maiskölbchen (Dose). 2 Stück Ingwer. 2 Chilischoten. 4 Knoblauchzehen. 4 Frühlingszwiebeln. 400 g Chinakohl oder Mangold. 200 g kleine Champignons. 6 große Möhren. 800 g Thunfisch. 4 EL Rapsöl. 6 EL Mirin (Koch-Reiswein). Salz. Schwarzer Pfeffer. 100 ml Sojasauce. 4 EL Limettensaft.

Reisbandnudeln nach Packungsangaben in sprudelndem Salzwasser al dente kochen. In ein Sieb abgießen, kalt abschrecken, abtropfen lassen und beiseite stellen. Maiskölbchen in einem Sieb abtropfen lassen. Ingwer schälen und fein hacken. Chilischote längs aufschlitzen, die Kerne herauskratzen, Chili fein hacken. Knoblauch abziehen und fein würfeln. Frühlingszwiebeln, Chinakohl und Möhren putzen, waschen und in feine Streifen schneiden. Champignons mit Küchenpapier trocken abreiben. Maiskölbchen halbieren.

Thunfisch kalt abspülen, trockentupfen und in mundgerechte Würfel schneiden. 1 EL Öl im Wok erhitzen, Ingwer, Chili und Knoblauch unter Rühren darin anbraten. Gemüse zugeben und 3–5 Minuten braten. Mit Reiswein ablöschen und mit Salz und Pfeffer abschmecken. In eine Schüssel geben und die Reisnudeln untermischen. Warm stellen. Den Wok mit Küchenpapier auswischen. Erneut 1 EL Öl darin erhitzen. Die Thunfischwürfel darin rundum braten. Mit Sojasauce und Limettensaft ablöschen und mit den Gemüsenudeln servieren.

Tipp: Wenn Sie keinen Mirin zur Hand haben können Sie ihn auch durch Gemüsebrühe ersetzen.

1 Portion Asiatische Gemüse-Nudelpfanne: ca. 919 kcal. 26% Eiweiß. 46% Fett. 28% Kohlenhydrate. Dieses Gericht liefert nur 128 kcal pro 100 g.

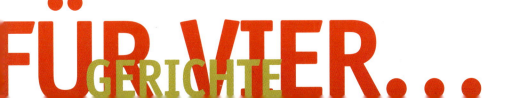

Tomaten-Bohnen-Eintopf. 300 g grüne Bohnen. 300 g Tomaten. 1 Zwiebel. 2 Knoblauchzehen. 1/2 Bund Petersilie. 1/2 TL Meersalz. 1 Msp. schwarzer Pfeffer aus der Mühle. 1 Msp. Paprikapulver, rosenscharf. 1 TL Kräuter der Provence. 250 g Kräuter-Tofu. 2 EL Sojacuisine.

Bohnen entfädeln, waschen und in 3 cm lange Stücke schneiden. In kochendem, leicht gesalzenem Wasser in circa 8 Minuten bissfest garen. In ein Sieb abgießen und abtropfen lassen. Tomaten waschen, die Stielansätze herausschneiden. Zwiebel und Knoblauchzehen abziehen, vierteln. Petersilie waschen und trockenschütteln. Mit Tomaten, Zwiebel und Knoblauch im Blender oder mit dem Pürierstab pürieren. In einen Topf geben, mit Salz, Pfeffer, Paprikapulver und getrockneten Kräutern würzen und zum Kochen bringen. 5 Minuten köcheln lassen. Tofu in mundgerechte Würfel schneiden. Mit den Bohnen zum Tomatengemüse geben. Die Sojacuisine einrühren. Mit Salz und Pfeffer abschmecken.

Linsen-Gemüse-Eintopf. 200 g grüne Puy Linsen (Bioladen, Reformhaus). 1 Zwiebel. 2 Stangen Lauch. 250 g Hokkaido-Kürbis. 1 Möhre. 1 kleiner Wirsing. 100 g magerer Speck. 1 EL Rapsöl. 600 ml Gemüsebrühe. 1 EL Rotweinessig. 1 Lorbeerblatt. 1 getrocknete Chilischote. 1 TL getrockneter Majoran. Salz. Schwarzer Pfeffer aus der Mühle. 2 EL gehackte Petersilie.

Die Linsen am Vorabend oder am Morgen – mindestens 6 Stunden – in reichlich kaltem Wasser einweichen.

Anschließend in ein Sieb abgießen und abtropfen lassen. Gemüse putzen und waschen. Zwiebel in halbe Ringe schneiden. Weiße und hellgrüne Teile des Lauchs in Ringe schneiden. Kürbis entkernen und samt Schale in Würfel schneiden. Möhre in Scheiben schneiden. Wirsing in Streifen schneiden. Speck fein würfeln. Öl in einem Topf erhitzen, den Speck darin 3 Minuten anbraten. Das Gemüse hinzufügen und 3 Minuten unter Rühren dünsten. Mit Gemüsebrühe ablöschen. Die Linsen, Essig, Lorbeerblatt und Majoran zugeben. Die Chili zwischen den Fingern zerreiben und einstreuen. Alles zum Kochen bringen und circa 20 Minuten zugedeckt köcheln lassen, bis die Linsen weich sind. Gelegentlich umrühren. Mit Salz und Pfeffer abschmecken, mit Petersilie bestreuen.

1 Portion Tomaten-Bohnen-Eintopf: ca. 274 kcal. 40% Eiweiß. 42% Fett. 17% Kohlenhydrate. *Dieses Gericht liefert nur 48 kcal pro 100 g.*

1 Portion Linsen-Gemüse-Eintopf: ca. 660 kcal. 30% Eiweiß. 25% Fett. 45% Kohlenhydrate. *Dieses Gericht liefert nur 62 kcal pro 100 g.*

SCHNELLE ABENDMAHLZEITEN.

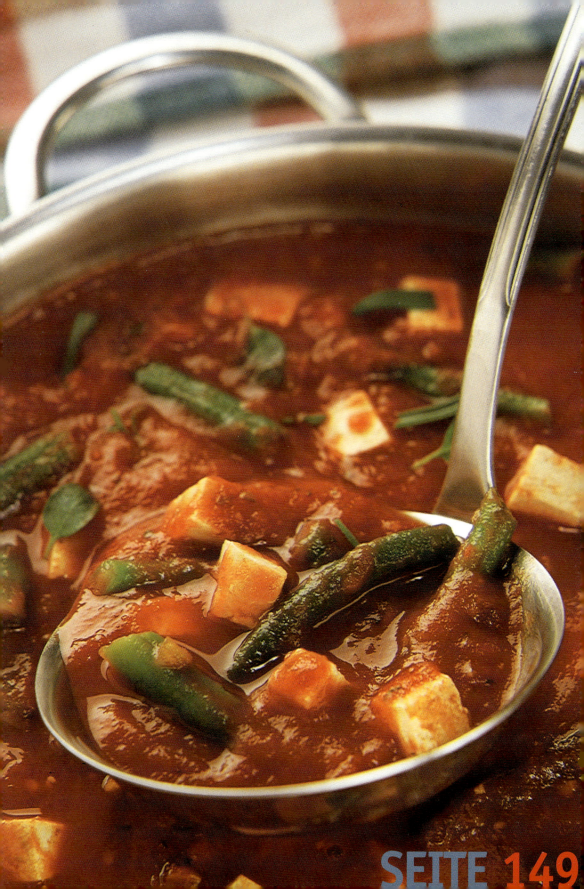
SEITE 149

Gurken-Avocado-Suppe.

1 Salatgurke. 1 Bund Lauchzwiebeln. 1 EL Rapsöl. 1 TL Kräutersalz. Schwarzer Pfeffer aus der Mühle. 1 Msp. Muskat. 100 ml Sojacuisine. 1/2 Bund Dill. 1 Beet Kresse. 1 Avocado. 250 g Joghurt. Zitronensaft.

Gurke waschen, trockentupfen und in kleine Würfel schneiden. Lauch putzen, waschen, weiße und hellgrüne Teile in Ringe schneiden. Öl in einem Topf erhitzen, Gemüse hineingeben, mit Salz, Pfeffer und Muskat würzen und 1-2 Minuten anbraten. Mit Sojacuisine ablöschen und 5 Minuten köcheln lassen. Kräuter waschen. Avocado längs halbieren, vom Kern lösen und das Fruchtfleisch mit einem Löffel aus der Schale lösen. Sofort mit den Kräutern, dem Joghurt und dem Gurkengemüse im Blender oder mit dem Pürierstab pürieren. Mit Zitronensaft abschmecken. Warm oder kalt servieren.

Tipp: Beim Erwärmen nicht mehr aufkochen lassen!

Gemüsesuppe mit Käsewürfeln.

1 Möhre. 1 Stange Lauch. 1 kleiner Kohlrabi. 50 g Knollensellerie. 1/2 kleiner Weißkohl. 1 Zwiebel. 2 Knoblauchzehen. 5 Wacholderbeeren. 1 Lorbeerblatt. 2 EL Rapsöl. 500 ml Gemüsebrühe. Salz. Schwarzer Pfeffer aus der Mühle. Muskat. 2 EL Tiefkühl-Erbsen. 100 g Räucher-Edamer.

Gemüse putzen und waschen. Möhre in dünne Scheiben schneiden. Weiße und hellgrüne Teile des Lauchs in feine Ringe schneiden. Kohlrabi und Sellerie fein würfeln. Weißkohl in feine Streifen schneiden. Zwiebel und Knoblauchzehen abziehen und fein hacken. Öl in einem Topf erhitzen. Zwiebel und Knoblauch darin anschwitzen, das Gemüse – mit Ausnahme der Erbsen – zugeben und unter Rühren 3 Minuten dünsten. Die Gemüsebrühe angießen, mit Salz, Pfeffer und Muskat würzen, zum Kochen bringen und bei geringer Hitze circa 5 Minuten garen. Das Gemüse sollte noch Biss haben. Vom Herd nehmen, die Erbsen unterrühren und die Suppe im geschlossenen Topf noch 2 Minuten ziehen lassen.

Inzwischen den Käse in Würfel schneiden und auf zwei Suppenteller verteilen. Die Suppe mit Salz, Pfeffer und Muskat abschmecken und den Käse damit übergießen.

1 Portion Gurken-Avocado-Suppe: ca. 514 kcal. 14% Eiweiß. 70% Fett. 16% Kohlenhydrate. Dieses Gericht liefert nur 74 kcal pro 100 g.

1 Portion Gemüsesuppe mit Käsewürfeln: ca. 431 kcal. 21% Eiweiß. 60% Fett. 19% Kohlenhydrate. Dieses Gericht liefert nur 60 kcal pro 100 g.

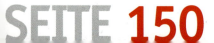

Suppe löst immer wohlige Gefühle aus und vermittelt Geborgenheit – und Sättigung. Suppen sind ein ideales, leichtes Gericht zum Tagesausklang.

Paprikasuppe mit Mandeln.
Je 1 rote und gelbe Paprikaschote. 2 rote Zwiebeln. 2 Knoblauchzehen. 2 EL Rapsöl. 50 g gemahlene Mandeln. 1 TL getrockneter Majoran. 1 Msp. Muskat. 1/2 TL Safranfäden. 300 ml Gemüsebrühe. 100 ml Milch. 150 ml Sojacuisine. Meersalz.

Paprikaschoten putzen, waschen und fein würfeln. Zwiebeln und Knoblauchzehen abziehen und sehr fein hacken. Öl in einem Topf erhitzen, Zwiebeln und Knoblauch darin anschwitzen. Gemüse, Mandeln, Majoran, Muskat und Safran hinzufügen. 5 Minuten unter Rühren braten. Mit Gemüsebrühe, Milch und Sojacuisine ablöschen. 10 Minuten köcheln lassen. Dabei gelegentlich umrühren. Im Blender oder mit dem Pürierstab pürieren, eventuell mit Salz abschmecken.

Cremige Tomatensuppe.
1 Zwiebel. 2 Knoblauchzehen. 2 EL Olivenöl. 400 g Tomatenfruchtfleisch in Stückchen. 50 ml Rotwein. 1 TL Kräutersalz. 1 TL getrocknetes Basilikum. 125 g saure Sahne. 1 TL eingelegter grüner Pfeffer. 1 Handvoll frische Basilikumblättchen. Schwarzer Pfeffer aus der Mühle.

Zwiebel und Knoblauchzehen abziehen und fein würfeln. Öl in einem Topf erhitzen, Zwiebel und Knoblauch darin anschwitzen. Die Tomaten hinzufügen und 5 Minuten köcheln lassen.
Wein, Salz und das getrocknete Basilikum zugeben und einmal aufkochen lassen. Im Blender oder mit dem Pürierstab mit der sauren Sahne cremig pürieren. Basilikumblättchen in feine Streifen schneiden. Mit dem grünen Pfeffer zur Suppe geben. Mit Pfeffer abschmecken. Schmeckt warm und kalt.

Tipp: Statt Rotwein können Sie auch Tomatensaft verwenden.

1 Portion Paprikasuppe mit Mandeln: ca. 499 kcal. 18% Eiweiß. 68% Fett. 14% Kohlenhydrate.
Dieses Gericht liefert nur 95 kcal pro 100 g.

1 Portion Cremige Tomatensuppe: ca. 287 kcal. 6% Eiweiß. 74% Fett. 20% Kohlenhydrate.
Dieses Gericht liefert nur 87 kcal pro 100 g.

SCHNELLE ABENDMAHLZEITEN.

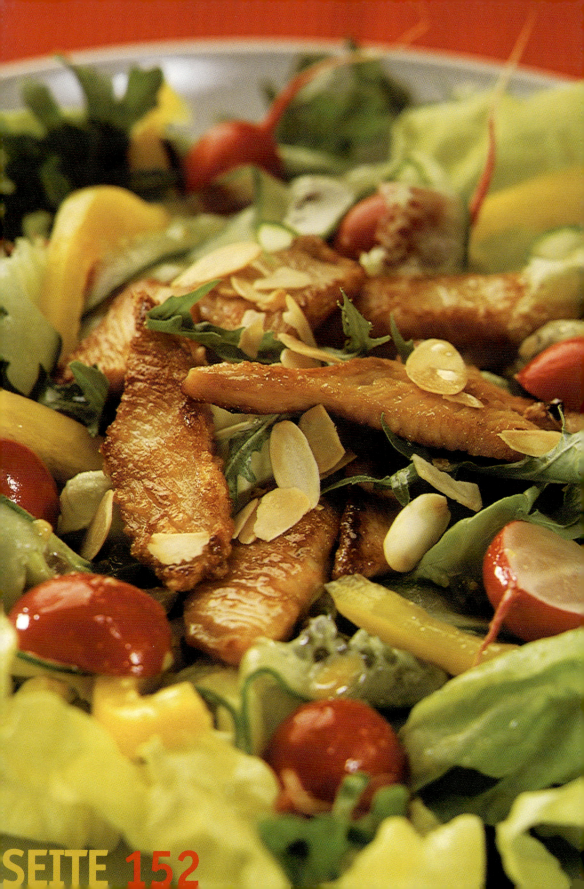

Bunte Blattsalate mit Putenstreifen. 1 kleiner Kopf Salat. 1 kleiner Eichblattsalat. 1 Bund Rucola. 10 Radieschen. 1 Mini-Gurke. 1 gelbe Paprikaschote. 2 EL Weißweinessig. 1 TL Senf. 1 TL Meersalz. 1 Msp. Pfeffer. 1 TL Honig. 2 EL Rapsöl. 2 EL Mandelblättchen. 2 Putenschnitzel à circa 150 g. 1 EL Olivenöl.

Salate und Gemüse putzen und waschen. Salate und Rucola trockenschleudern und in mundgerechte Stücke zupfen. Radieschen und Gurke in dünne Scheiben schneiden. Paprika längs in Streifen schneiden. Salate und Gemüse gleichmäßig auf 2 Teller verteilen. Essig, Senf, Salz, Pfeffer und Honig verrühren. Das Rapsöl unterschlagen. Mandelblättchen in einer Pfanne ohne Fett unter Rühren rösten, bis sie duften, beiseite stellen. Putenschnitzel mit kaltem Wasser abspülen, trockentupfen und in fingedicke Streifen schneiden. Olivenöl in einer Pfanne erhitzen, Putenstreifen rundum bei großer Hitze anbraten. Mit dem Dressing ablöschen. Die Putenstreifen aus der Pfanne heben, das Dressing über den Salat träufeln. Die Putenstreifen darauf anrichten und mit Mandelblättchen bestreuen.

Gemüsemix mit Eiercreme. 2 Eier. 500 g Blumenkohl. 500 g Broccoli. 250 g Zuckerschoten. 250 ml Gemüsebrühe. 250 ml Milch. 1/4 TL gemahlene Muskatnuss. 4 EL milder Weißweinessig. 1 EL Senf. 1 TL Kräutersalz. 4 EL Rapsöl. 4 EL Joghurt. 2 EL Schnittlauchröllchen. Pfeffer aus der Mühle. 1/2 TL rosa Pfeffer.

Eier in 10 Minuten hart kochen. Gemüse waschen und putzen. Blumenkohl und Broccoli in Röschen und Stiele teilen, die Stiele in fingerdicke Scheiben schneiden. Brühe, Milch und Muskat aufkochen. Die Gemüsescheiben und –röschen darin 3 Minuten köcheln. Die Zuckerschoten hinzufügen und alles in weiterer 2 Minuten bissfest garen. Gemüse in ein Sieb abgießen, abtropfen lassen und auf 2 Tellern anrichten. Die Eier kalt abschrecken und pellen, das Eiweiß vorsichtig vom Eigelb lösen. Die Eiweiße fein würfeln, beiseite stellen. Essig, Senf, Salz, Pfeffer verrühren. Mit Öl, Eigelb und Joghurt zu einer glatten Creme pürieren. 1 EL Schnittlauch untermischen, und die Creme auf dem Gemüse verteilen. Eiweiß, Schnittlauch und den frisch zerstoßenen rosa Pfeffer darüber streuen.

1 Portion Bunte Blattsalate mit Putenstreifen: ca. 558 kcal. 33% Eiweiß. 56% Fett. 11% Kohlenhydrate. Dieses Gericht liefert nur 82 kcal pro 100 g.

1 Portion Gemüsemix mit Eiercreme: ca. 670 kcal. 23% Eiweiß. 54% Fett. 23% Kohlenhydrate. Dieses Gericht liefert nur 86 kcal pro 100 g.

SCHNELLE ABENDMAHLZEITEN.

Lachstatar im Salatbett.
1 Salatgurke. 1 TL Kräutersalz. 250 g junger Spinat. 1 TL Senf. Pfeffer aus der Mühle. 2 EL Rapsöl. 1 Handvoll frische Kräuter (z. B. Petersilie, Kerbel, Dill). 200 g rohes Lachsfilet. 2 Lauchzwiebeln. 2 EL Crème fraîche. 2-3 EL Zitronensaft. ¼ TL Meersalz.

Gurke waschen. In feine Scheiben hobeln, mit Kräutersalz bestreuen und 10 Minuten ziehen lassen. Spinat waschen, trockenschleudern und in mundgerechte Stücke zupfen. Auf 2 Tellern anrichten. Gurke in einem Sieb abtropfen lassen, das Gurkenwasser auffangen. Die Gurkenscheibchen auf dem Salat verteilen. Gurkenwasser, Senf und Pfeffer verrühren, das Öl unterschlagen. Dressing über den Salat träufeln.

Kräuter verlesen, waschen und trockentupfen. Einige dekorative Blättchen beiseite legen. Lachs, Lauchzwiebeln, Kräuter und Crème fraîche mittelfein pürieren. Nach Geschmack mit Zitronensaft und Salz würzen. Mit 2 Esslöffeln kleine Bällchen formen und jeweils in die Mitte der Salatteller setzen. Mit Kräuterblättchen garnieren.

Tipp: Wenn Sie keinen jungen Blattspinat bekommen, können Sie auch Kopfsalat verwenden.

Heringssalat mit Rote Bete.
4 Matjesfilets. 250 ml Buttermilch. 1 große Zwiebel. 200 g Apfel (Boskop oder Cox Orange). Zitronensaft. 250 g gekochte Rote Bete (Glas). 4 EL Joghurt oder Mayonnaise. 1 EL Honig. Weißer Pfeffer. Je 2 EL gehackte Petersilie und Dill. 2 EL Deutscher Kaviar (Seehasen-Rogen).

Matjes am besten schon morgens in die Buttermilch legen, 8 Stunden kühl stellen.

Anschließend abspülen, abtropfen lassen und in mundgerechte Stücke schneiden. Zwiebel abziehen, in halbe Ringe schneiden. Rote Bete abtropfen lassen, in dünne Scheiben schneiden. Apfel waschen, nicht schälen, nur das Kerngehäuse entfernen. In feine Schnitze schneiden und mit Zitronensaft beträufeln. Matjes, Zwiebeln, Rote Bete und Apfelschnitze vorsichtig mischen und auf zwei Tellern anrichten. Joghurt mit Honig, Pfeffer und Kräutern verrühren, den Kaviar unterziehen. Über den Salat geben.

1 Portion Lachstatar im Salatbett: ca. 354 kcal. 28% Eiweiß. 61% Fett. 11% Kohlenhydrate. Dieses Gericht liefert nur 59 kcal pro 100 g.
1 Portion Heringssalat mit Rote Bete: ca. 656 kcal. 23% Eiweiß. 56% Fett. 22% Kohlenhydrate. Dieses Gericht liefert nur 105 kcal pro 100 g.

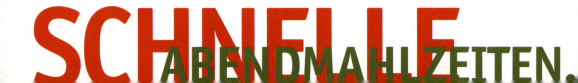

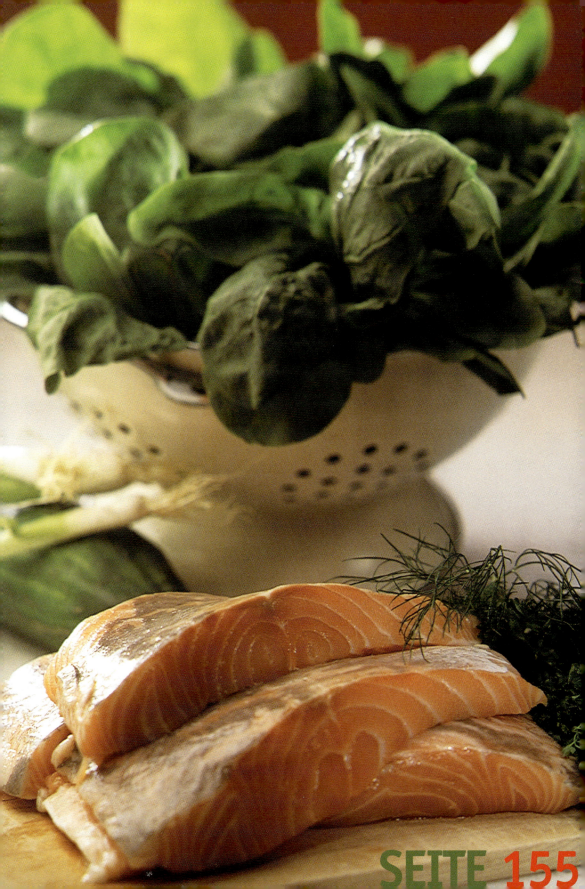

SEITE 155

Kräuteromelett mit Sardinen.
1 Dose Sardinenfilets à 100 g Fischeinwaage. 4 Eier. 1/2 TL Salz. 1 EL Rapsöl. 2 EL fein gehackte Kräuter (z. B. Petersilie, Schnittlauch, Lauchzwiebeln).

Sardinen abtropfen lassen. Eier mit Salz, 1 EL Wasser und Kräutern verquirlen bis sie schaumig sind. Öl in einer mittelgroßen Pfanne erhitzen. Die Hälfte der Eiermischung hineingießen und die Hälfte der Sardinen darauf verteilen. Das Omelett stocken lassen, sobald die Unterseite goldbraun gebacken ist, wenden und fertig backen. Auf einen Teller gleiten lassen und warm stellen. Das zweite Omelett ebenso zubereiten und heiß servieren. Mit Pfeffer aus der Mühle übermahlen.

Omelett mit Spinat und Pilzen.
200 g Pfifferlinge oder Champignons. 200 g frischer Spinat oder Mangold. 1 Zwiebel. 1 Knoblauchzehe. 2 EL Rapsöl. 2 EL Sojacuisine. 1/2 TL Meersalz. 1 Msp. schwarzer Pfeffer. 3 Eier. 50 g Frühstücksspeck.

Die Pilze mit Küchenpapier trocken abreiben, Pfifferlinge im Ganzen verwenden, Champignons in Scheiben schneiden. Spinat verlesen, waschen, in einem Sieb abtropfen lassen. Zwiebel und Knoblauchzehe abziehen und fein hacken. Speck in kleine Würfel schneiden. 1 EL Öl in einer Pfanne erhitzen. Zwiebel, Knoblauch und Speck darin anbraten, die Pilze zufügen und 4 Minuten braten. Den Spinat tropfnass dazugeben und zugedeckt in 3 Minuten zusammenfallen lassen. Sojacuisine einrühren, einmal aufkochen lassen. Das Gemüse mit Salz und Pfeffer abschmecken und zugedeckt beiseite stellen.

Eier mit Salz und 1 EL Wasser verquirlen bis sie schaumig sind. 1 TL Öl in einer mittelgroßen Pfanne erhitzen. Die Hälfte der Eiermischung hineingießen das Omelett stocken lassen. Sobald die Unterseite goldbraun gebacken ist, wenden und fertig backen. Auf einen Teller gleiten lassen und warm stellen. Das zweite Omelett ebenso zubereiten. Die Pilzfüllung auf den Omeletts verteilen und zusammenklappen.

1 Portion Kräuteromelett mit Sardinen: ca. 362 kcal. 34% Eiweiß. 64% Fett. 2% Kohlenhydrate. Dieses Gericht liefert nur 158 kcal pro 100 g.

1 Portion Omelett mit Spinat und Pilzen: ca. 387 kcal. 24% Eiweiß. 72% Fett. 4% Kohlenhydrate. Dieses Gericht liefert nur 106 kcal pro 100 g.

Curry-Eier-Ragout. 2 Eier. 1 Gemüsezwiebel. 3 EL Rapsöl. 1/2 TL getrockneter Majoran. 1/2 TL getrockneter Thymian. 1 TL Salz. 1/2 TL Kurkuma. 1/4 TL gemahlener Kreuzkümmel. 1 TL Currypulver. 1 EL Kokosflocken. 2 Fleischtomaten. 500 g Joghurt. 1 EL gehackte Petersilie.

Eier in 10 Minuten hart kochen, kalt abschrecken. Zwiebel abziehen und würfeln. Tomaten waschen, Stielansätze herausschneiden, Tomaten würfeln. Öl in einem Topf erhitzen. Zwiebel, Majoran und Thymian darin 2 Minuten anbraten. Salz, Kurkuma, Curry und Kokosflocken zugeben und unter Rühren 3 Minuten rösten.

Tomaten und Joghurt hinzufügen. Bei schwacher Hitze zum Kochen bringen und aufkochen lassen. Eier pellen, vierteln, auf das Ragout legen, dieses vom Herd nehmen und 5 Minuten zugedeckt ziehen lassen. Mit gehackter Petersilie bestreuen.

Rucola-Salat mit gefüllten Tomaten. 2 Bund Rucola (250 g). 125 g Mozzarella. 6 aromatische Tomaten. 2 EL Sojasauce. 2 EL Rotweinessig. 1/4 TL Salz. 1/4 TL Pfeffer. 1 TL Honig. 2 EL Olivenöl. 1 Dose Thunfisch in Wasser (185 g). 40 g Pinienkerne. 4 EL gehackte Petersilie. 4 Knoblauchzehen.

Rucola waschen, trockenschleudern und gleichmäßig auf 2 Teller verteilen. Mozzarella abtropfen lassen, in Scheiben schneiden und auf dem Rucola anrichten. Tomaten waschen, trockentupfen, die Stielansätze herausschneiden. Jeweils einen »Deckel« abschneiden und die Tomaten mit einem Teelöffel oder einem Tourniermesser aushöhlen.

Das ausgelöste Fruchtfleisch mit Sojasauce, Essig, Salz, Pfeffer und Honig im Blender oder mit dem Pürierstab pürieren. Das Öl unterschlagen. Das Dressing über den Salat träufeln. Thunfisch abtropfen lassen. Die Pinienkerne in einer Pfanne ohne Fett unter Rühren rösten bis sie duften. Knoblauch abziehen, fein würfeln. Thunfisch, Pinienkerne, Petersilie und Knoblauch verrühren. Nach Geschmack mit Salz und Pfeffer würzen. Die Tomaten damit füllen und den »Deckel« wieder aufsetzen. Die gefüllten Tomaten auf dem Salat anrichten.

1 Portion Curry-Eier-Ragout: ca. 490 kcal. 16% Eiweiß. 67% Fett. 17% Kohlenhydrate.
Dieses Gericht liefert nur 92 kcal pro 100 g.

1 Portion Rucola-Salat mit gefüllten Tomaten: ca. 604 kcal. 26% Eiweiß. 65% Fett. 9% Kohlenhydrate.
Dieses Gericht liefert nur 119 kcal pro 100 g.

SCHNELLE ABENDMAHLZEITEN.

Kichererbsen mit gebackenem Heilbutt. 400 g Heilbuttfilets. Saft von 1 Zitrone. Meersalz. 1 Dose Kichererbsen (400 g Inhalt). 2 rote und 1 gelbe Paprikaschote. 2 Stangen Lauch. 60 g Haselnusskerne. 2 EL Rapsöl. 200 ml Weißwein.

Heilbutt waschen, trockentupfen, in Würfel schneiden und mit Zitronensaft beträufeln. Ganz leicht salzen und 10 Minuten ziehen lassen. Kichererbsen in einem Sieb abtropfen lassen. Paprika putzen, waschen, jede Hälfte quer halbieren und in feine Streifen schneiden. Lauch putzen, waschen und die weißen und hellgrünen Teile in feine Ringe schneiden. Haselnüsse grob hacken. Öl in einer Pfanne erhitzen, die Fischwürfel in der Hälfte der Haselnüsse wenden und rundherum in 5 Minuten knusprig braten. Aus der Pfanne heben.

Gemüse und Kichererbsen in die Pfanne geben, anbraten und mit Weißwein ablöschen. Unter Rühren 5 Minuten bei mittlerer Hitze garen. Die Pfanne vom Herd nehmen. Die restlichen Haselnüsse unterrühren. Das Gemüse mit Salz, Pfeffer und Zitronensaft abschmecken. Die Fischwürfel vorsichtig untermischen.

Tipp: Statt mit Weißwein können Sie die Kichererbsen auch mit Gemüsebrühe ablöschen.

Thunfischsalat. 2 kleine Honigmelonen à 500 g. 1 Dose Thunfisch (140 g Abtropfgewicht). 60 g gekochter Schinken ohne Fettrand. 200 g kleine Champignons. 10 grüne Oliven, mit Paprika gefüllt. 1 kleine Zwiebel. 2 EL Joghurt oder Mayonnaise. 1 TL Tomatenmark. 1/2 TL Salz. 1/2 TL Honig. 5 cl Sherry (nach Belieben). Tabasco.

Melonen halbieren. Die Kerne mit einem Löffel herauskratzen, das Fruchtfleisch schälen und in Würfel schneiden. Thunfisch abtropfen lassen und zerpflücken. Schinken in feine Streifen schneiden. Champignons mit Küchenpapier trocken abreiben und blättrig schneiden. Oliven in Ringe schneiden. Zwiebel abziehen und fein hacken. Joghurt, Tomatenmark, Salz, Honig und Sherry glatt rühren. Mit Tabasco abschmecken. Die Joghurtcreme mit den Salatzutaten vermengen.

Tipp: Servieren Sie den Thunfischsalat in den Melonenschalen. Diese dann zuvor nicht schälen sondern vorsichtig aushöhlen.

1 Portion Kichererbsen mit gebackenem Heilbutt: ca. 881 kcal. 29% Eiweiß. 40% Fett. 32% Kohlenhydrate. Dieses Gericht liefert nur 88 kcal pro 100 g.

1 Portion Thunfischsalat: ca. 574 kcal. 23% Eiweiß. 25% Fett. 52% Kohlenhydrate. Dieses Gericht liefert nur 70 kcal pro 100 g.

SCHNELLE ABENDMAHLZEITEN.

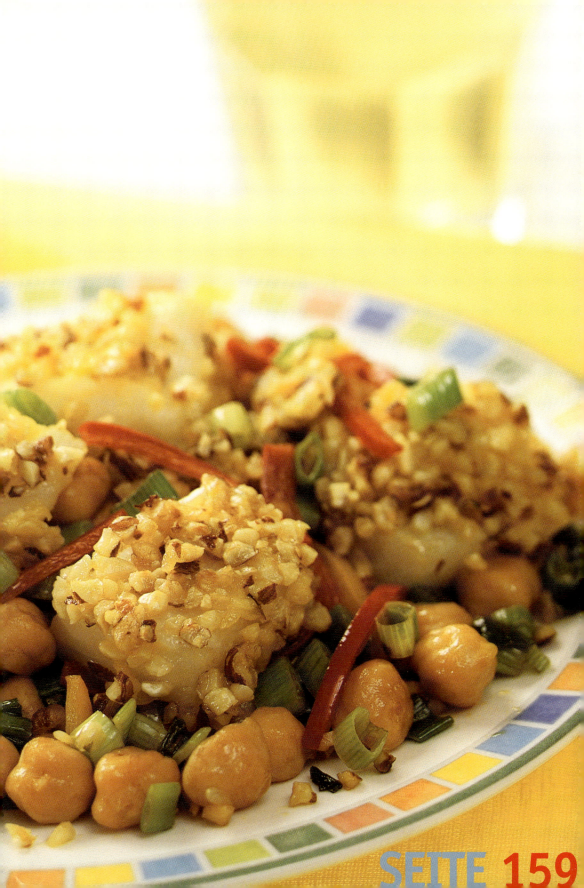

SEITE 159

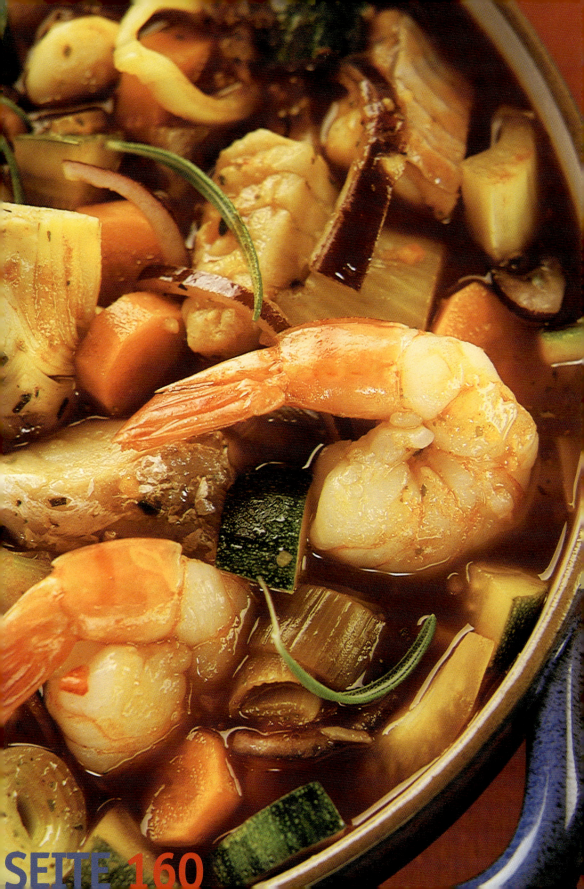

Spanischer Fischtopf.

1 Karotte. 1 Stange Lauch. 1 kleine Fenchelknolle. 1 Zucchini. 1 rote Zwiebel. 2 Knoblauchzehen. 1 kleine Chilischote. 250 g festfleischiges Fischfilet (z. B. Thunfisch, Makrele, Kabeljau). 4 EL Olivenöl. 1 TL Kräuter der Provence. 1 Msp. gemahlener Piment. Schwarzer Pfeffer aus der Mühle. 1 TL Safranfäden. 1 Zweig frischer Rosmarin. 1 EL Tomatenmark. 100 ml Portwein. 300 ml Gemüsebrühe. 4 Artischocken-Herzen (Glas). 50 g Krabbenschwänze.

Gemüse putzen und waschen. Karotte und Zucchini in mundgerechte Würfel schneiden. Weiße und hellgrüne Teile des Lauchs in 2 cm dicke Ringe schneiden. Fenchel vierteln, in fingerdicke Scheiben schneiden. Zwiebel und Knoblauchzehen abziehen. Zwiebel in halbe Ringe, Knoblauch in feine Würfel schneiden. Chilischote längs aufschlitzen, Kerne herauskratzen, Chili sehr fein hacken. Fischfilet waschen, trockentupfen, in Würfel schneiden und leicht salzen. Öl in einem Topf erhitzen. Gemüse darin unter Rühren 5 Minuten dünsten. Fisch, Kräuter, Piment, Pfeffer und Tomatenmark zugeben, 2 Minuten mitbraten und mit Wein ablöschen. Mit der Gemüsebrühe auffüllen und 15 Minuten köcheln lassen. Artischocken-Herzen abtropfen lassen, vierteln und mit den Krabbenschwänzen in die Suppe rühren. Mit Salz und Pfeffer abschmecken und servieren.

Rotbarsch-Gemüse-Pfanne.

2 Karotten. 1 Stange Lauch. 1 Zwiebel. 500 g Weißkohl. 1 Zucchini. 2 kleine Tomaten. 1 Zweig frischer Rosmarin. 1 Zweig frischer Salbei. 2 Rotbarschfilets à 200 g. Salz. 2 EL Olivenöl. 100 ml Rotwein (ersatzweise Gemüsebrühe). 1 TL Kräutersalz. Schwarzer Pfeffer aus der Mühle. Paprikapulver. 100 g Schafkäse.

Gemüse putzen, waschen und bis auf die Tomaten in feine Streifen schneiden, am besten mit der Küchenmaschine. Tomaten achteln. Rosmarin und Salbeiblätter waschen, trockentupfen und fein hacken. Fischfilets waschen, trockentupfen, in Würfel schneiden und leicht salzen. Öl in einer großen Pfanne erhitzen. Gemüsejulienne, Salbei und Rosmarin darin bei mittlerer Hitze 5 Minuten unter Rühren braten. Rotwein angießen, Tomatenachtel, Salz, Pfeffer und Paprikapulver unterrühren und die Fischwürfel zugeben. Einen Deckel auflegen und alles in 8 Minuten garziehen lassen. Mit Salz und Pfeffer abschmecken, Schafkäse darüber bröckeln.

1 Portion Spanischer Fischtopf: ca. 546 kcal. 27% Eiweiß. 48% Fett. 25% Kohlenhydrate. Dieses Gericht liefert nur 69 kcal pro 100 g.
1 Portion Rotbarsch-Gemüse-Pfanne: ca. 607 kcal. 36% Eiweiß. 44% Fett. 20% Kohlenhydrate. Dieses Gericht liefert nur 68 kcal pro 100 g.

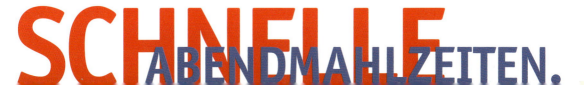

SCHNELLE ABENDMAHLZEITEN.

Fisch-Curry. 1 Knoblauchzehe. 3 Karotten. 1 Stange Lauch. 2 rote Paprikaschoten. 1 EL Rapsöl. 1/2 TL grüne Currypaste. 100 ml Gemüsebrühe. 200 ml Kokosmilch. 2 EL Currypulver. 400 g Rotbarschfilet (frisch oder tiefgekühlt).

Knoblauch abziehen und fein hacken. Karotten, Lauch und Paprika putzen und waschen. Die Karotten längs halbieren und quer in nicht zu dünne Scheiben schneiden. Den Lauch in Ringe, die Paprika in feine Streifen schneiden. Rapsöl erhitzen. Knoblauch und die Currypaste darin unter Rühren 1 Minute erhitzen. Das Gemüse hinzufügen und 2 Minuten bei mittlerer Hitze unter Rühren braten. Mit Gemüsebrühe und Kokosmilch ablöschen und 2 Minuten köcheln lassen. Currypulver unterrühren. Die Fischfilets darauf legen. Die Hitze reduzieren, einen Deckel auf die Pfanne legen und den Fisch 5 Minuten garziehen lassen, wenden und weitere 5 Minuten garen.

Steak mit Ratatouille-Gemüse. 2 Zwiebeln. 2 Knoblauchzehen. 1 rote und 1 gelbe Paprikaschote. 1 kleine Aubergine (ca. 300 g). 1 Zucchino. 2 EL Rapsöl. 1/2 TL Thymian. 2 EL Weißwein. Salz. Schwarzer Pfeffer aus der Mühle. 2 Rindersteaks à 200 g. 1 EL Sojasauce.

Zwiebeln und Knoblauch abziehen, Zwiebeln in Ringe schneiden. Knoblauch fein würfeln. Gemüse putzen und waschen. Paprika und Aubergine in mundgerechte Stücke, Zucchini in halbe Scheiben schneiden.

Steaks mit Küchentuch abtupfen. 1 EL Öl in einer Pfanne erhitzen. Die Steaks darin von jeder Seite 2 Minuten bei starker Hitze anbraten. Bei reduzierter Hitze von beiden Seiten in 2-4 Minuten (siehe Seite 144) fertig braten. Die Steaks in Alufolie packen und ruhen lassen.

Erneut 1 EL Öl erhitzen. Zwiebeln und Knoblauch darin unter Rühren 2 Minuten dünsten. Paprika, Auberginen und Thymian zugeben, mit dem Weißwein ablöschen und 3 Minuten bei mittlerer Hitze dünsten. Zucchini hinzufügen und alles weitere 2 Minuten schmoren. Mit Salz und Pfeffer abschmecken und zu den Steaks servieren.

1 Portion Fisch-Curry: ca. 587 kcal. 31% Eiweiß. 49% Fett. 20% Kohlenhydrate. Dieses Gericht liefert nur 78 kcal pro 100 g.
1 Portion Steak mit Ratatouille-Gemüse: ca. 481 kcal. 43% Eiweiß. 38% Fett. 19% Kohlenhydrate. Dieses Gericht liefert nur 77 kcal pro 100 g.

SCHNELLE ABENDMAHLZEITEN.

Rote Linsen mit Hähnchen.

1/2 Zwiebel. 1 Knoblauchzehe. 150 g Joghurt. 1 TL Currypulver. 1/2 TL Kurkuma. 1/2 TL Ingwerpulver. 1/2 TL Kreuzkümmel. 1/2 TL Salz. 1 TL Zitronensaft. 2 Hähnchenbrustfilets à 200 g. Für das Linsengemüse: 1 Knoblauchzehe. 2 kleine Chilischoten. 1 EL Rapsöl. 160 g rote Linsen. 180 ml heißes Wasser. 200 ml Kokosmilch. 1 El Currypulver. 1-2 Spritzer Zitronensaft.

Zwiebel und Knoblauch abziehen und fein würfeln. Mit Joghurt, den Gewürzen und Zitronensaft verrühren. Hähnchenbrustfilets kalt abspülen, trockentupfen und mit der Marinade rundum gut bestreichen. In die restliche Marinade legen und zugedeckt kalt stellen.

Die Hähnchen mindestens 8 Stunden zugedeckt marinieren. 40 Minuten vor der Weiterverarbeitung aus dem Kühlschrank nehmen.

Den Backofen vorheizen. Die Hähnchenbrustfilets aus der Marinade heben und in eine feuerfeste Form legen. Bei 220° (Mitte, Umluft 200°) 15 Minuten garen. Wenden und in 10 Minuten fertig garen.

Inzwischen den Knoblauch abziehen und fein würfeln. Chilischoten längs aufschlitzen, die Kerne herauskratzen, Chili fein hacken. Öl in einer großen beschichteten Pfanne erhitzen. Knoblauch und Chili darin unter Rühren 30 Sekunden braten. Linsen hinzufügen und 30 Sekunden pfannenrühren. Mit dem heißen Wasser und Kokosmilch ablöschen, das Currypulver darüber stäuben, unterrühren und alles 15-20 Minuten bei geringer Hitze in der offenen Pfanne garen. Mit wenig Zitronensaft abschmecken und zu den Hähnchenbrustfilets servieren.

1 Portion Rote Linsen mit Hähnchen: ca. 714 kcal. 38% Eiweiß. 40% Fett. 22% Kohlenhydrate. Dieses Gericht liefert nur 114 kcal pro 100 g.

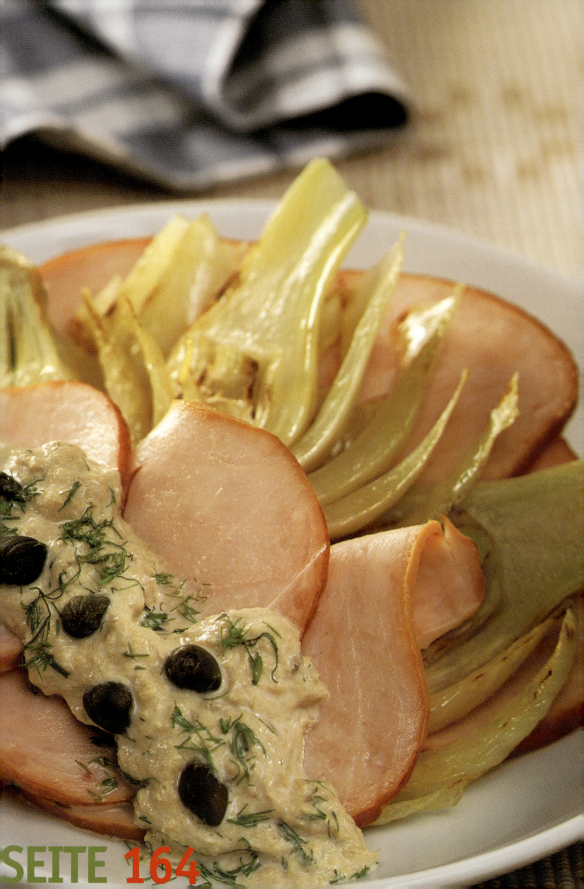
SEITE 164

Von wegen »nicht Fisch, nicht Fleisch«. Vitello tonnato, das weit über die Grenzen Italiens hinaus beliebt ist, bietet sogar von jedem etwas. Hier eine Variante mit Putenbrust.

Putenbrust mit Thunfischcreme. 1 Bund Suppengrün. 1 Zwiebel. 1 Gewürznelke. 300 g Putenbrust. 125 ml Weißwein. 1 EL Salz. Schwarzer Pfeffer aus der Mühle. 3 Wacholderbeeren. 1 Lorbeerblatt. 100 g Thunfisch. 1 Sardellenfilet. 125 g fettarme Mayonnaise. Salz. 1 Prise Salz. Schwarzer Pfeffer aus der Mühle. 1 Spritzer Zitronensaft. 2 kleine Fenchelknollen. 1 EL Olivenöl. 1 EL Sojasauce. 2 TL Kapern.

Suppengrün putzen, waschen und in kleine Würfel schneiden. Zwiebel abziehen und vierteln. Putenbrust kalt abspülen, trockentupfen. Suppengrün, 750 ml Wasser, Wein, Salz, Pfeffer, Wacholderbeeren und Lorbeerblatt in einen Topf geben. Das Fleisch hinzufügen und langsam zum Kochen bringen. Die Hitze reduzieren und das Fleisch in circa 30 Minuten garziehen lassen. Vom Herd nehmen und die Putenbrust noch mindestens 30 Minuten in der Brühe ziehen lassen.

Währenddessen den Thunfisch gut abtropfen lassen und zerpflücken. Mit dem Sardellenfilet sehr fein pürieren, die Mayonnaise unterziehen. Mit Salz, Pfeffer und Zitronensaft abschmecken.

Fenchel putzen, waschen, vierteln und in feine Ringe schneiden. Das Fenchelgrün klein hacken und beiseite stellen. Öl in einer Pfanne erhitzen, Fenchelringe darin anbraten. Mit Sojasauce und Pfeffer würzen, in circa 6 Minuten goldbraun rösten.

Das Fleisch aus der Brühe heben. In dünne Scheiben schneiden und mit dem Fenchel auf Tellern anrichten. Den gerösteten Fenchel mit Fenchelgrün bestreuen. Die Thunfischsauce über das Fleisch geben und die Kapern darüber verteilen.

Tipp: Die Fleischbrühe ist sehr aromatisch, kochen Sie auf ihrer Basis eine klare Suppe mit Einlagen.

1 Portion Putenbrust mit Thunfischcreme: ca. 710 kcal. 34% Eiweiß. 50% Fett. 16% Kohlenhydrate. Dieses Gericht liefert nur 107 kcal pro 100 g.

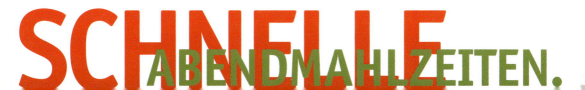

Knuspriges Sesamhähnchen mit karamellisierten Karotten.

250 g Joghurt. 2 EL Sojasauce. 1 TL Curry. 2 Hähnchenbrustfilets à 150 g. 25 g Kokoschips. 25 g Parmesan. 25 g Sesamsaat. 250 g junge Karotten mit Grün. 2 EL Rapsöl. 1 EL Weißweinessig. 50 ml Gemüsebrühe. 1 EL gehackte Petersilie. 1 EL Honig.

Joghurt, Sojasauce und Currypulver zu einer Marinade verrühren. Hähnchenbrustfilets kalt abspülen, trockentupfen, in fingerbreite Streifen schneiden.

Mit der Marinade mischen und über Nacht im Kühlschrank durchziehen lassen.

Die Hähnchen 30 Minuten vor der Weiterverarbeitung aus dem Kühlschrank nehmen. Backofen auf 200° vorheizen und ein Backblech mit Backpapier belegen. Kokoschips zerbröckeln, Parmesan reiben, mit Sesamsaat in einer flachen Schüssel mischen. Die Hähnchenstreifen aus der Marinade heben und in der Sesammischung wenden. Nebeneinander auf das Backblech legen und im vorgeheizten Ofen in 20-25 Minuten – am besten bei Umluft mit Grill – knusprig backen.

Währenddessen Karotten putzen, waschen, längs vierteln und in circa 5 cm lange Stifte schneiden. Mit 1/2 EL Öl, der Gemüsebrühe und 1/2 EL Essig im geschlossenen Topf 10 Minuten bei schwacher Hitze dünsten. Den Deckel abnehmen und unter Rühren köcheln lassen, bis alle Flüssigkeit verdampft ist. 1/2 EL Öl, 1/2 EL Essig und den Honig zugeben und die Möhren im Topf wenden, bis sie rundum von einem schönen Glanz überzogen sind. Mit der Petersilie mischen und zu den Sesamhähnchen servieren.

1 Portion Sesamhähnchen mit Karotten: ca. 694 kcal. 31% Eiweiß. 56% Fett. 13% Kohlenhydrate. *Dieses Gericht liefert nur 132 kcal pro 100 g.*

SCHNELLE ABENDMAHLZEITEN.

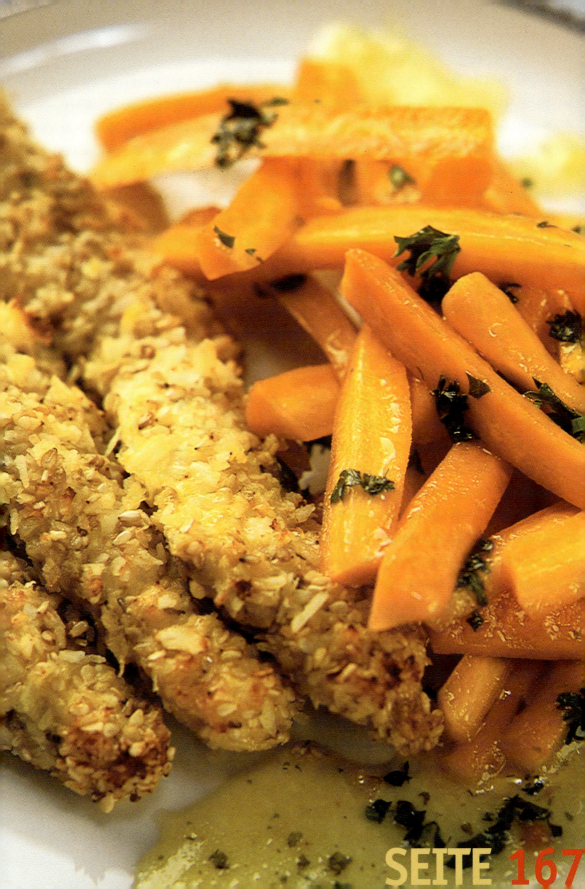
SEITE 167

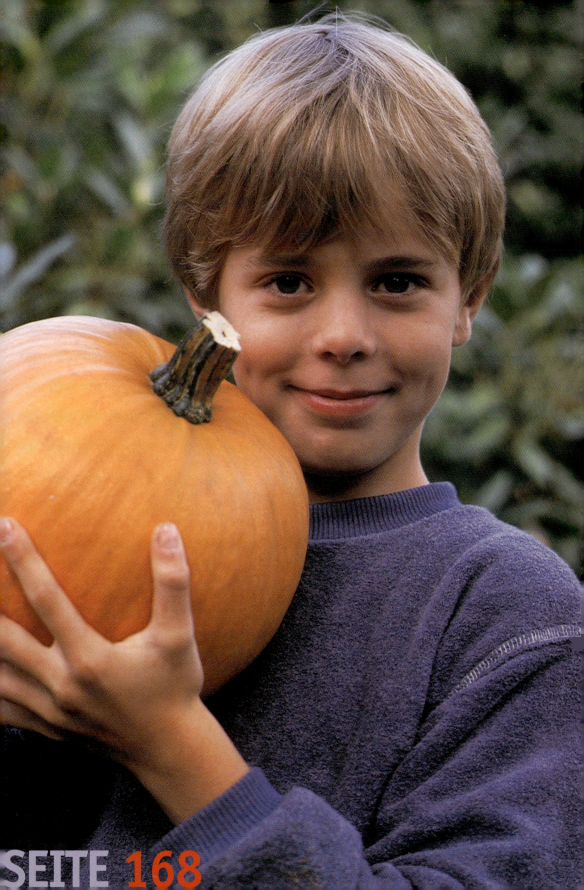

SEITE 168

Kapitel 1: Ernährungs-Revolution

1. Popkin BM, et al. The obesity epidemic is a worldwide phenomenon. Nutr Rev 1998;56:106-14.

2. Swinburn B, et al. Preventive strategies against weight gain and obesity. Obes Rev 2002;3:289-301.

3. Ebbeling C, Childhood obesity: public-health crisis, common sense cure. Lancet 2002;360:473.

4. Cordain L, et al. Hyperinsulinemic diseases of civilization: more than just Syndrome X. Comp Biochem Physiol A Mol Integr Physiol 2003;136:95-112.

5. Ellrott T, Pudel V. Adipositastherapie. Stuttgart: Georg Thieme Verlag, 1997.

6. Pudel V. Pfundskur 96 - Lust auf Leben. Stuttgart: Süddeutscher Rundfunk, 1996.

7. Astrup A. The role of dietary fat in the prevention and treatment of obesity. Efficacy and safety of low-fat diets. Int J Obes Relat Metab Disord 2001;25:S46-50.

8. Willett W, et al. Glycemic index, glycemic load, and risk of type 2 diabetes. Am J Clin Nutr 2002;76:274S-80S.

9. Liu S, et al. Dietary glycemic load and atherothrombotic risk. Curr Atheroscler Rep 2002;4:454-61.

10. Ludwig DS. The glycemic index: physiological mechanisms relating to obesity, diabetes, and cardiovascular disease. JAMA 2002;287:2414-23.

11. Ludwig DS. Dietary glycemic index and obesity. J Nutr 2000;130:280S-283S.

12. Ludwig DS. Glycemic load comes of age. J Nutr 2003;133:2695-6.

13. Ebbeling CB, et al. A reduced-glycemic load diet in the treatment of adolescent obesity. Arch Pediatr Adolesc Med 2003;157:773-9.

14. Reaven GM. Diet and Syndrome X. Curr Atheroscler Rep 2000;2:503-507.

Kapitel 2: Zurück zu den Wurzeln

1. Worm N. Syndrom X oder Ein Mammut auf den Teller! Mit Steinzeitdiät aus der
 Wohlstandsfalle. Lünen: Systemed-Verlag, 2002.

2. Worm N. Täglich Fleisch. Auch der Mensch braucht artgerechte Ernährung. München: Hallwag Verlag, 2001.

3. Eaton SB, et al. Evolutionary health promotion: a consideration of common counterargu-ments. Prev Med 2002;34:119-23.

4. Mann N. Dietary lean red meat and human evolution. Eur J Nutr 2000;39:71-9.

5. Cordain L, et al. Plant-animal subsistence ratios and macronutrient energy estimations in worldwide hunter-gatherer diets. Am J Clin Nutr 2000;71:682-692.

6. Richards MP. A brief review of the archaeological evidence for Palaeolithic and Neolithic subsistence. Eur J Clin Nutr 2002;56:16 p following 1262.

7. Cordain L. Cereal grains: humanity's double-edged sword. World Rev Nutr Diet 1999;84:19-73.

8. Cordain L, et al. The paradoxical nature of hunter-gatherer diets: meat-based, yet non-atherogenic. Eur J Clin Nutr 2002;56: S42-52.

9. Cordain L. The Nutritional Characteristics of a Contemporary Diet Based Upon Paleolithic Food Groups. JANA 2002;5:1-10.

10. Sebastian A, et al. Estimation of the net acid load of the diet of ancestral preagricultural Homo sapiens and their hominid ancestors. Am J Clin Nutr 2002;76:1308-16.

11. New SA. The role of the skeleton in acid-base homeostasis. Proc Nutr Soc 2002;61:151-64.

12. Booth FW, et al. Exercise and gene expression: physiological regulation of the human ge-nome through physical activity. J Physiol 2002;543:399-411.

Kapitel 3: Das Amerikanische Paradoxon

1. Heini AF, et al. Divergent trends in obesity and fat intake patterns: the American paradox. Am J Med 1997;102:259-64.

2. Ludwig DS. Dietary glycemic index and obesity. J Nutr 2000;130:280S-283S.

3. Ludwig DS. Dietary glycemic index and the regulation of body weight. Lipids 2003;38:117-21.

4. Ludwig DS. Glycemic load comes of age. J Nutr 2003;133:2695-6.

5. Kopp W. High-insulinogenic nutrition--an etiologic factor for obesity and the metabolic syndrome? Metabolism 2003;52:840-4.

6. Salmeron J, et al. Dietary fiber, glycemic load, and risk of NIDDM in men. Diabetes Care 1997;20:545-50.

7. Salmeron J, et al. Dietary fiber, glycemic load, and risk of non-insulin-dependent diabetes mellitus in women. JAMA 1997;277:472-7.

8. Willett W, et al. Glycemic index, glycemic load, and risk of type 2 diabetes. Am J Clin Nutr 2002;76:274S-80S.

9. Liu S, et al. A prospective study of dietary glycemic load, carbohydrate intake, and risk of coronary heart disease in US women. Am J Clin Nutr 2000;71:1455-1461.

10. Liu S, et al. Dietary glycemic load and atherothrombotic risk. Curr Atheroscler Rep 2002;4:454-61.

11. Ludwig DS. The glycemic index: physiological mechanisms relating to obesity, diabetes, and cardiovascular disease. JAMA 2002;287:2414-23.

12. Augustin LS, et al. Dietary glycemic index and glycemic load, and breast cancer risk: a case-control study. Ann Oncol 2001;12:1533-8.

13. Franceschi S, et al. Dietary glycemic load and colorectal cancer risk. Ann Oncol 2001;12:173-8.

14. Michaud DS, et al. Dietary sugar, glycemic load, and pancreatic cancer risk in a prospective study. J Natl Cancer Inst 2002;94:1293-300.

15. Cordain L, et al. Hyperinsulinemic diseases of civilization: more than just Syndrome X. Comp Biochem Physiol A Mol Integr Physiol 2003;136:95-112.

16. Coutinho M, et al. The relationship between glucose and incident cardiovascular events. A metaregression analysis of published data from 20 studies of 95,783 individuals followed for 12.4 years. Diabetes Care 1999;22:233-40.

17. Reaven GM. Diet and Syndrome X. Curr Atheroscler Rep 2000;2:503-507.

Kapitel 4: Der GLYX ist nur die halbe Wahrheit

1. Sharman MJ, et al. A ketogenic diet favorably affects serum biomarkers for cardiovascular disease in normal-weight men. J Nutr 2002;132:1879-85.

2. Samaha FF, et al. A low-carbohydrate as compared with a low-fat diet in severe obesity. N Engl J Med 2003;348:2074-81.

3. Volek JS, et al. Body composition and hormonal responses to a carbohydrate-restricted diet. Metabolism 2002;51:864-70.

4. Brehm BJ, et al. A randomized trial comparing a very low carbohydrate diet and a calorie-restricted low fat diet on body weight and cardiovascular risk factors in healthy women. J Clin Endocrinol Metab 2003;88:1617-23.

5. Volek JS, et al. An Isoenergetic Very Low Carbohydrate Diet Improves Serum HDL Cho-lesterol and Triacylglycerol Concentrations, the Total Cholesterol to HDL Cholesterol Ratio and Postprandial Lipemic Responses Compared with a Low Fat Diet in Normal Weight, Normolipidemic Women. J Nutr 2003;133:2756-61.

6. Layman DK. The Role of Leucine in Weight Loss Diets and Glucose Homeostasis. J Nutr 2003;133:261S-267S.

7. Layman DK, et al. A Reduced Ratio of Dietary Carbohydrate to Protein Improves Body Composition and Blood Lipid Profiles during Weight Loss in Adult Women. J Nutr 2003;133:411-7.

8. Layman DK, et al. Increased Dietary Protein Modifies Glucose and Insulin Homeostasis in Adult Women during Weight Loss. J Nutr 2003;133:405-10.

9. Westman EC, et al. A Review of Low-carbohydrate Ketogenic Diets. Curr Atheroscler Rep 2003;5:476-83.

10. Foster-Powell K, et al. International table of glycemic index and glycemic load values: 2002. Am J Clin Nutr 2002;76:5-56.

11. Brand-Miller JC, et al. Diets with a low glycemic index: from theory to practice. Nutrition Today 1999;34:64-72.

12. Brand-Miller JC, et al. Physiological validation of the concept of glycemic load in lean young adults. J Nutr 2003;133:2728-32.

13. Ludwig DS. Glycemic load comes of age. J Nutr 2003;133:2695-6.

14. Cordain L. Cereal grains: humanity's double-edged sword. World Rev Nutr Diet 1999;84:19-73.

15. Bazzano LA, et al. Dietary intake of fruits and vegetables and risk of cardiovascular disease. Curr Atheroscler Rep 2003;5:492-9.

16. Liu RH. Health benefits of fruit and vegetables are from additive and synergistic combi-nations of phytochemicals. Am J Clin Nutr 2003;78:517S-520S.

17. Brown L, et al. Cholesterol-lowering effects of dietary fiber: a meta-analysis. Am J Clin Nutr 1999;69:30-42.

18. Jenkins DJ, et al. Dietary fibre, lente carbohydrates and the insulin-resistant diseases. Br J Nutr 2000;83:S157-63.

19. Bruce B, et al. A diet high in whole and unrefined foods favorably alters lipids, antioxidant defenses, and colon function. J Am Coll Nutr 2000;19:61-7.

20. Jenkins DJ, et al. Effect of a very-high-fiber vegetable, fruit, and nut diet on serum lipids and colonic function. Metabolism 2001;50:494-503.

21. Jenkins DJ, et al. Effect of psyllium in hypercholesterolemia at two monounsaturated fatty acid intakes. Am J Clin Nutr 1997;65:1524-33.

22. Elliott SS, et al. Fructose, weight gain, and the insulin resistance syndrome. Am J Clin Nutr 2002;76:911-22.

23. Zammit VA, et al. Insulin stimulation of hepatic triacylglycerol secretion and the etiology of insulin resistance. J Nutr 2001;131:2074-7.

Kapitel 5: Fitmacher: Eiweiß und Fett

1. Wolfe BM, et al. Short-term effects of substituting protein for carbohydrate in the diets of moderately hypercholesterolemic human subjects. Metabolism 1991;40:338-43.

2. Wolfe BM, et al. High protein diet complements resin therapy of familial hypercholeste-rolemia. Clin Invest Med 1992;15:349-59.

3. Wolfe BM. Potential role of raising dietary protein intake for reducing risk of atherosclerosis. Can J Cardiol 1995;11 Suppl G:127G-131G.

4. Wolfe BM, et al. Replacement of carbohydrate by protein in a conventional-fat diet reduces cholesterol and triglyceride concentrations in healthy normolipidemic subjects. Clin Invest Med 1999;22:140-8.

5. Weggemans RM, et al. Dietary cholesterol from eggs increases the ratio of total cholesterol to high-density lipoprotein cholesterol in humans: a meta-analysis. Am J Clin Nutr 2001;73:885-91.

6. McNamara DJ. Dietary cholesterol and atherosclerosis. Biochim Biophys Acta. 2000 Dec 15;1529(1-3):310-20.

7. Hu FB, et al. Dietary protein and risk of ischemic heart disease in women. Am J Clin Nutr 1999;70:221-7.

8. DGE. Ernährungsbericht 2000. Frankfurt: Deutsche Gesellschaft für Ernährung e. V., 2000.

9. DGE. Ernährungsbericht 1992. Frankfurt: Deutsche Gesellschaft für Ernährung e.V., 1992.

10. Layman DK, et al. A Reduced Ratio of Dietary Carbohydrate to Protein Improves Body Composition and Blood Lipid Profiles during Weight Loss in Adult Women. J Nutr 2003;133:411-7.

11. Westman EC, et al. Review of Low-carbohydrate Ketogenic Diets. Curr Atheroscler Rep 2003;5:476-83.

12. New SA, et al. Calcium, protein, and fruit and vegetables as dietary determinants of bone health. Am J Clin Nutr 2003;77:1340-1.

13. Roughead ZK. Is the Interaction between Dietary Protein and Calcium Destructive or Constructive for Bone?: Summary. J Nutr 2003;133:866S-869S.

14. Cordain L. The Nutritional Characteristics of a Contemporary Diet Based Upon Paleolithic Food Groups. JANA 2002;5:1-10.

15. Sebastian A, et al. DE, Merriam RL, Morris RC, Jr. Estimation of the net acid load of the diet of ancestral preagricultural Homo sapiens and their hominid ancestors. Am J Clin Nutr 2002;76:1308-16.

16. Wingen AM, et al. Randomised multicentre study of a low-protein diet on the progression of chronic renal failure in children. European Study Group of Nutritional Treatment of Chronic Renal Failure in Childhood. Lancet 1997;349:1117-23.

17. Kasiske BL, et al. The effects of dietary protein restriction on chronic progressive renal disease. Miner Electrolyte Metab 1997;23:296-300.

18. Wheeler ML, et al. Animal Versus Plant Protein Meals in Individuals With Type 2 Diabetes and Microalbuminuria: Effects on renal, glycemic, and lipid parameters. Diabetes Care 2002;25:1277-82.

19. Cordain L, et al. Plant-animal subsistence ratios and macronutrient energy estimations in worldwide hunter-gatherer diets. Am J Clin Nutr 2000;71:682-692.

20. Biesalski HK, et al. Taschenatlas der Ernährung. Stuttgart: Georg Thieme Verlag, 1999.

21. Lyu LC, et al. A case-control study of the association of diet and obesity with gout in Taiwan. Am J Clin Nutr 2003;78:690-701.

22. Fam AG. Gout, diet, and the insulin resistance syndrome. J Rheumatol 2002;29:1350-5.

23. Mensink RP, et al. Effects of dietary fatty acids and carbohydrates on the ratio of serum total to HDL cholesterol and on serum lipids and apolipoproteins: a meta-analysis of 60 controlled trials. Am J Clin Nutr 2003;77:1146-55.

24. Garg A. High-monounsaturated-fat diets for patients with diabetes mellitus: a meta-analysis. Am J Clin Nutr 1998;67:577S-582S.

25. Angerer P, et al. n-3 Polyunsaturated fatty acids and the cardiovascular system. Curr Opin Clin Nutr Metab Care 2000;3:439-445.

26. Holub BJ. Clinical nutrition: 4. Omega-3 fatty acids in cardiovascular care. CMAJ 2002;166:608-15.

27. Haddad EH, et al. What do vegetarians in the United States eat? Am J Clin Nutr 2003;78:626S-632S.

28. Grundy SM, et al. Dietary influences on serum lipids and lipoproteins. J Lipid Res 1990;31:1149-72.

29. Sammon AM. Dietary linoleic acid, immune inhibition and disease. Postgrad Med J 1999;75:129-32.

30. Simopoulos AP, et al. Essentiality of and recommended dietary intakes for omega-6 and omega-3 fatty acids. Ann Nutr Metab 1999;43:127-30.

31. Simopoulos AP. Essential fatty acids in health and chronic disease. Am J Clin Nutr 1999;70:560S-569S.

32. Horrocks LA, et al. Health Benefits of Docosahexaenoic Acid (DHA). Pharmacol Res 1999;40:211-225.

33. Koletzko B, et al. Polyunsaturated fatty acids in human milk and their role in early infant development. J Mammary Gland Biol Neoplasia 1999;4:269-84.

34. Simopoulos AP. Evolutionary aspects of diet and essential fatty acids. World Rev Nutr Diet 2001;88:18-27.

35. BMVEL. Mehr n-3 Fettsäuren bei Weidehaltung. 2002.

36. Cordain L. et al. Fatty acid analysis of wild ruminant tissues: evolutionary implications for reducing diet-related chronic disease. Eur J Clin Nutr. 2002 ;56:181-91.

37. Jahreis G. Funktionelle Inhaltsstoffe aus tierischen Lebensmitteln. Akt Ernährungs-Med 1999;Suppl 1999:1-8.

38. Mann N. Dietary lean red meat and human evolution. Eur J Nutr 2000;39:71-9.

39. Bioletto S, et al. Acute hyperinsulinemia and very-low-density and low-density lipoprotein subfractions in obese subjects. Am J Clin Nutr 2000;71:443-9.

Kapitel 6: Gesund und schlank mit der LOGI-Methode

1. Ludwig DS. Dietary glycemic index and obesity. J Nutr 2000;130:280S-283S.

2. Ludwig DS. Glycemic load comes of age. J Nutr 2003;133:2695-6.

3. Sharman MJ, et al. A ketogenic diet favorably affects serum biomarkers for cardiovascular disease in normal-weight men. J Nutr 2002;132:1879-85.

4. Samaha FF, et al. A low-carbohydrate as compared with a low-fat diet in severe obesity. N Engl J Med 2003;348:2074-81.

5. Volek JS, et al. Body composition and hormonal responses to a carbohydrate-restricted diet. Metabolism 2002;51:864-70.

6. Brehm BJ, et al. A randomized trial comparing a very low carbohydrate diet and a calorie-restricted low fat diet on body weight and cardiovascular risk factors in healthy women. J Clin Endocrinol Metab 2003;88:1617-23.

7. Volek JS, et al. An Isoenergetic Very Low Carbohydrate Diet Improves Serum HDL Cho-lesterol and Triacylglycerol Concentrations, the Total Cholesterol to HDL Cholesterol Ratio and Postprandial Lipemic Responses Compared with a Low Fat Diet in Normal Weight, Normolipidemic Women. J Nutr 2003;133:2756-61.

Kapitel 7: Die 4 Prinzipien der LOGI-Methode

1. United States Department of Agriculture, Agricultural Research Service. 1997. Data tables: Results from USDA's 1994-96 Continuing Survey of Food Intakes by Individuals and 1994-96 Diet and Health Knowledge Survey, [Online]. ARS Food Surveys Research Group. Available (under »Releases«).

2. Cordain L. Origins and Evolution of the Western Diet: Health Implications for the 21st Century. 2003; im Druck

3. Rolls BJ. The role of energy density in the overconsumption of fat. J Nutr 2000;130:268S-271S.

4. Kopp W. High-insulinogenic nutrition--an etiologic factor for obesity and the metabolic syndrome? Metabolism 2003;52:840-4.

5. Morris KL, et al. Effects of dietary carbohydrate on the development of obesity in hetero-zygous Zucker rats. J Nutr Biochem 2003;14:32-39.

6. Layman DK. Role of leucine in protein metabolism during exercise and recovery. Can J Appl Physiol 2002;27:646-63.

7. Dumesnil JG, et al. Effect of a low-glycaemic index-low-fat-high protein diet on the athe-rogenic metabolic risk profile of abdominally obese men. Br J Nutr 2001;86:557-568.

8. Johnston CS, et al. Postprandial thermogenesis is increased 100% on a high-protein, low-fat diet versus a high-carbohydrate, low-fat diet in healthy, young women. J Am Coll Nutr 2002;21:55-61.

9. Price PT, et al. Omega-3 polyunsaturated fatty acid regulation of gene expression. Curr Opin Lipidol 2000;11:3-7.

10. Piers LS, et al. Substitution of saturated with monounsaturated fat in a 4-week diet affects body weight and composition of overweight and obese men. Br J Nutr 2003;90:717-28.

11. Parikh SJ, et al. Calcium intake and adiposity. Am J Clin Nutr 2003;77:281-7.

12. Zemel MB. Mechanisms of dairy modulation of adiposity. J Nutr 2003;133:252S-6S.

13. Yoshioka M, et al. Effects of red pepper added to high-fat and high-carbohydrate meals on energy metabolism and substrate utilization in Japanese women. Br J Nutr 1998;80:503-10.

14. Yoshioka M, et al. Effects of red pepper on appetite and energy intake. Br J Nutr 1999;82:115-23.

15. Yoshioka M, et al. Combined effects of red pepper and caffeine consumption on 24 h energy balance in subjects given free access to foods. Br J Nutr 2001;85:203-11.

16. Perkins KA, et al. Acute thermogenic effects of nicotine combined with caffeine during light physical activity in male and female smokers. Am J Clin Nutr 1994;60:312-9.

Kapitel 8: Erfolgreich abnehmen – es klappt

1. Layman DK. The Role of Leucine in Weight Loss Diets and Glucose Homeostasis. J Nutr 2003;133:261S-267S.

2. Layman DK, et al. A Reduced Ratio of Dietary Carbohydrate to Protein Improves Body Composition and Blood Lipid Profiles during Weight Loss in Adult Women. J Nutr 2003;133:411-7.

3. Miller WC. How effective are traditional dietary and exercise interventions for weight loss? Med Sci Sports Exerc 1999;31:1129-34.

4. Korner J, et al. The emerging science of body weight regulation and its impact on obesity treatment. J Clin Invest 2003;111:565-70.

5. Willett WC. Dietary fat plays a major role in obesity: no. Obes Rev 2002;3:59-68.

6. Worm N. Macht Fett fett und fettarm schlank? DMW 2002;127:2743-2747.

7. Worm N. Diätlos glücklich. Abnehmen macht dick und krank. Genießen ist gesund. Lünen: Systemed Verlag, 2002.

8. Lemieux I, et al. Hypertriglyceridemic waist: A marker of the atherogenic metabolic triad (Hyperinsulinemia; hyperapolipoprotein B; small, dense LDL) in Men? Circulation 2000;102:179-84.

9. Kriketos AD, et al. Central fat predicts deterioration of insulin secretion index and fasting glycaemia: 6-year follow-up of subjects at varying risk of Type 2 diabetes mellitus. Diabet Med 2003;20:294-300.

10. Ostman EM, et al. Inconsistency between glycemic and insulinemic responses to regular and fermented milk products. Am J Clin Nutr 2001;74:96-100.

11. Zemel MB. Mechanisms of dairy modulation of adiposity. J Nutr 2003;133:252S-6S.

Kapitel 9: Sich regen bringt Segen

1. Bassuk SS, et al. Physical activity and the prevention of cardiovascular disease. Curr Athe-roscler Rep 2003;5:299-307.

2. Wannamethee SG, et al. Physical activity in the prevention of cardiovascular disease: an e-pidemiological perspective. Sports Med 2001;31:101-14.

3. Lee CD, et al. Cardiorespiratory fitness, body composition, and all-cause and cardiovascular disease mortality in men. Am J Clin Nutr 1999;69:373-80.

4. Wei M, et al. Low cardiorespiratory fitness and physical inactivity as predictors of mortality in men with type 2 diabetes. Ann Intern Med 2000;132:605-11.

5. Schoeller DA, et al. How much physical acitvity is needed to minimize weight gain in pre-viously obese women? American Journal of Clinical Nutrition 1997;66:551-556.

Kapitel 10: Praxistipps - LOGI im täglichen Leben

1. Fam AG. Gout, diet, and the insulin resistance syndrome. J Rheumatol 2002;29:1350-5.

2. Bovet P, et al. Commentary: alcohol, coronary heart disease and public health: which evi-dence-based policy. Int J Epidemiol 2001;30:734-7.

3. Ellison RC. Balancing the risks and benefits of moderate drinking. Ann N Y Acad Sci 2002;957:1-6.

4. Vogel RA. Alcohol, heart disease, and mortality: a review. Rev Cardiovasc Med 2002;3:7-13.

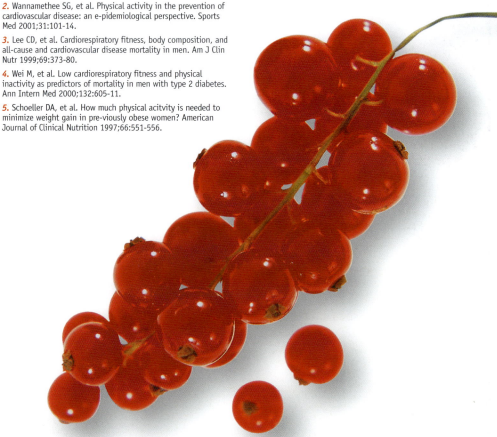

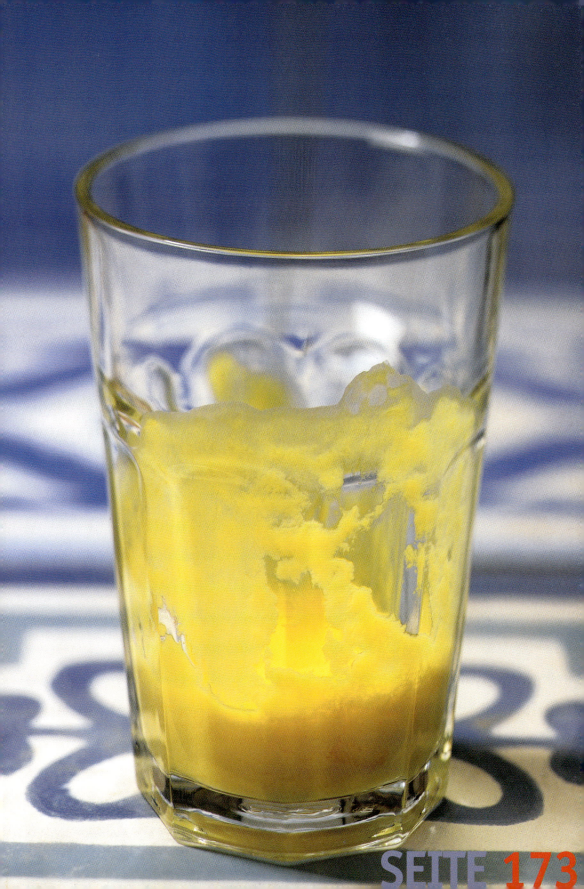

SEITE 173

Guten Start in den Tag. Ideen zum ersten und zweiten Frühstück.

Heidelbeer-Milchshake, *für 1 Person*	101
Zitrusfrüchte-Flip, *für 1 Person*	101
Möhren-Sanddorn-Kefir, *für 1 Person*	101
Mango-Lassi mit Sojamilch, *für 1 Person*	101
Hallo Wach Shake, *für 1 Person*	103
Angefrorene Himbeer-Creme, *für 1 Person*	103
Frische Früchte mit Zimtjoghurt, *für 1 Person*	104
Vanillequark mit frischen Erdbeeren, *für 1 Person*	104
Aprikosenquark mit Mandeln, *für 1 Person*	104
Himbeercreme mit Joghurt, *für 1 Person*	104
Radieschencreme mit Orangen, *für 1 Person*	106
Gemüsequark mit Oliven, *für 1 Person*	106
Lachscreme auf Knabberscheiben, *für 1 Person*	107
Räucherforelle mit Schnittlauchquark, *für 1 Person*	107
Spiegelei mit Bacon, *für 1 Person*	108
Tomaten-Rührei mit Mozzarella, *für 1 Person*	108

Lunchpakete und Büromahlzeiten. Herzhaftes für Berufstätige.

Rohkost mit Kräuterdip, *für 1 Person*	110
Rohkost mit Avocadodip, *für 1 Person*	110
Nizza-Salat, *für 1 Person*	112
Schinken-Spargelröllchen mit Kressecreme, *für 1 Person*	112
Weiße Bohnen-Schafkäse-Salat, *für 1 Person*	113
Gebackene Sardinen mit Fenchel-Orangen-Salat, *für 1 Person*	115
Tomaten-Gurken-Raita, *für 1 Person*	116
Paprikacreme, *für 1 Person*	116
Gurkenkaltschale, *für 1 Person*	117
Würziger Champignonsalat, *für 1 Person*	117
Gemüsepfanne mit Putenbrust, *für 1 Person*	119
Gemüseschnittchen, *für 1 Person*	119
Mediterraner Salat mit Ei, *für 1 Person*	120
Lauch-Apfel-Salat, *für 1 Person*	120

Gerichte für Vier. Hauptgerichte für die ganze Familie.

Rohkostplatte mit Avocadocreme und Tomatensalsa, *für 4 Personen*	123
Friseesalat mit Champagnerlinsen und Leber, *für 4 Personen*	124
Rindfleisch-Salat mit Avocado, *für 4 Personen*	124
Hähnchenbrust mit Gurken-Erdnusssalat, *für 4 Personen*	125

Kichererbsensuppe mit Spinat, *für 4 Personen* 125
Kürbiscremesuppe mit Orangen und Pistazien, *für 4 Personen* 127
Selleriektichlein mit Sardellensauce, *für 4 Personen* 128
Blumenkohl-Curry mit Tofu, *für 4 Personen* 129
Kürbis-Mangold-Auflauf, *für 4 Personen* 130
Kichererbsenplätzchen, *für 4 Personen* 131
Weiße-Bohnen-Gemüse, *für 4 Personen* 131
Fischrouladen mit toskanischem Bohnensalat, *für 4 Personen* 133
Lachssteak zu mediterranem Gemüsegratin, *für 4 Personen* 134
Makrelenfilets auf Gemüseragout Gärtnerinnen Art, *für 4 Personen* 137
Baskisches Thunfisch-Gratin, *für 4 Personen* 138
Lammfleischbällchen nach marokkanischer Art, *für 4 Personen* 139
Hasenrückenfilet mit Rotkohl und Bratäpfelchen, *für 4 Personen* 141
Rinderrouladen in Pfeffer-Sauce, *für 4 Personen* 142
Rinderfiletsteak mit Rotkohlsalat, *für 4 Personen* 144
Gemüse-Tagliatelle mit Gorgonzolasauce, *für 4 Personen* 145
Asiatische Gemüse-Nudelpfanne, *für 4 Personen* 147

Schnelle Abendmahlzeiten. Leichtes für eine gute Nacht.

Tomaten-Bohnen-Eintopf, *für 2 Personen* 148
Linsen-Gemüse-Eintopf, *für 2 Personen* 148
Gurken-Avocado-Suppe, *für 2 Personen* 150
Gemüsesuppe mit Käsewürfeln, *für 2 Personen* 150
Paprikasuppe mit Mandeln, *für 2 Personen* 151
Cremige Tomatensuppe, *für 2 Personen* 151
Bunte Blattsalate mit Putenstreifen, *für 2 Personen* 153
Gemüsemix mit Eiercreme, *für 2 Personen* 153
Lachstatar im Salatbett, *für 2 Personen* 154
Heringssalat mit Rote Bete, *für 2 Personen* 154
Kräuteromelett mit Sardinen, *für 2 Personen* 156
Omelett mit Spinat und Pilzen, *für 2 Personen* 156
Curry-Eier-Ragout, *für 2 Personen* 157
Rucola-Salat mit gefüllten Tomaten, *für 2 Personen* 157
Kichererbsen mit gebackenem Heilbutt, *für 2 Personen* 158
Thunfischsalat, *für 2 Personen* 158
Spanischer Fischtopf, *für 2 Personen* 161
Rotbarsch-Gemüse-Pfanne, *für 2 Personen* 161
Fisch-Curry, *für 2 Personen* 162
Steak mit Ratatouille-Gemüse, *für 2 Personen* 162
Rote Linsen mit Hähnchen, *für 4 Personen* 163
Putenbrust mit Thunfischcreme, *für 2 Personen* 165
Knusprige Sesamhähnchen mit karamellisierten Karotten, *für 2 Personen* 166

REGISTER: DIE REZEPTE.

Impressum. ©2003–2006 systemed Verlag, Lünen. Alle Rechte vorbehalten. Nachdruck, auch auszugsweise, sowie Verbreitung durch Film, Funk und Fernsehen, durch fotomechanische Wiedergabe, Tonträger und Datenverarbeitungssysteme jeglicher Art nur mit schriftlicher Genehmigung des Verlages.

Redaktion:	systemed Verlag, Lünen
	systemed GmbH
	Kastanienstraße 10, 44534 Lünen
Fotografie:	Peter Lutz, Dortmund
Rezepte:	Karin Kaiser, Berlin
Layout & Typografie:	nutshell, München
Lithografie & Satz:	nutshell, München
Druck:	Druckerei Griebsch & Rochol, Hamm
ISBN:	3-927372-26-9
LOGI im Internet:	http://www.logi-methode.de
	http://www.systemed.de

5. Auflage

Zu diesem Buch ist eine CD-ROM* mit vielen Zusatzinformationen zur LOGI-Methode kostenlos erhältlich. Bitte fordern Sie sie bei Interesse per Briefpost unter der obigen Verlagsanschrift oder elektronisch unter info@systemed.de an.
* Systemvoraussetzungen: Microsoft Windows 98 und später.

systemed®